Thomas Platz

IOT – Impairment-Oriented Training

Schädigungs-orientiertes Training

Thomas Platz

IOT – Impairment-Oriented Training®

Schädigungs-orientiertes Training

Theorie und deutschsprachige Manuale für

Therapie und Assessment

Arm-BASIS-Training®

Arm-Fähigkeits-Training®

Fugl-Meyer-Test (Arm)

TEMPA

Deutscher Wissenschafts-Verlag (D W V)
Baden-Baden

Autor:

Priv.-Doz. Dr.med. Thomas Platz
Arzt für Neurologie, Rehabilitationswesen
Dipl. in Epidemiology and Biostatistics (Mc Gill)
Charité – Universitätsmedizin Berlin
Campus Benjamin Franklin
Abteilung für neurologische Rehabilitation
Klinik Berlin
Kladower Damm 223
D–14089 Berlin

Cover-Gestaltung: Priv.-Doz. Dr.med. Thomas Platz

Bibliografische Information Der Deutschen Bibliothek
Die Deutsche Bibliothek verzeichnet diese Publikation in der Deutschen Nationalbibliografie; detaillierte bibliografische Daten sind im Internet über http://dnb.ddb.de abrufbar.

Bibliographic information published by Die Deutsche Bibliothek
Die Deutsche Bibliothek lists this publication in the Deutsche Nationalbibliografie; detailed bibliographic data are available in the Internet at http://dnb.ddb.de.

Information bibliographique de Die Deutsche Bibliothek
Die Deutsche Bibliothek a répertorié cette publication dans la Deutsche Nationalbibliografie; les données bibliographiques détaillées peuvent être consultées sur Internet à l'adresse http://dnb.ddb.de.

1. Auflage
Gedruckt auf alterungsbeständigem, chlorfrei gebleichtem Papier

Deutscher Wissenschafts-Verlag (DWV)®
Postfach 11 01 35
D–76487 Baden-Baden

www.dwv-net.de

ISBN: 3-935176-48-1

Inhaltsverzeichnis

Vorwort

In dem vorliegenden Band werden zwei neuere Armtherapien dargestellt und ihre praktische Durchführung näher beschrieben. Es handelt sich dabei zum einen um das Arm-BASIS-Training für Patienten mit schweren zentralen Armparesen und zum anderen um das Arm-Fähigkeits-Training für leichtere Paresen. Beide Therapie-Formen wurden von PD Dr. Th. Platz und seiner Forschungsgruppe entwickelt und ihre Wirksamkeit in umfangreichen multizentrischen Studien untersucht, die in international anerkannten Journalen veröffentlicht wurden.

Die schädigungsorientierten Trainingsstrategien und ihre neurowissenschaftlichen Grundlagen werden im ersten Teil ausführlich dargestellt. Dabei wird eine Brücke geschlagen von den funktionellen Wiederherstellungen in Tierversuchen, über Ergebnisse der Reorganisation an Hand von bildgebenden Verfahren bis zu klinischen Untersuchungen, die die Bewegungskontrolle und das motorische Lernen bei Hemiparetikern zum Inhalt haben.

In weiteren Kapiteln finden sich Manuale zur Durchführung des BASIS-Trainings und des Arm-Fähigkeits-Trainings, die Ärzten und Therapeuten eine praktische Hilfe in der Umsetzung dieser Therapien sind.

Für die Dokumentation der Veränderungen und der Wirksamkeit werden zwei geeignete Assessment-Instrumente, der Fugl-Meyer-Test und der TEMPA für die beiden unterschiedlichen Patientengruppen näher besprochen.

Damit ergibt sich für Therapeuten und Ärzte ein umfassendes und praktisches Buch zur Behandlung des hemiparetischen Armes bei leichteren und schwereren Beeinträchtigungen. Da es ein eine derartige Beschreibung für die Therapien des funktionsgestörten Armes und der Hand bisher nicht gibt, füllt das gut geschriebene und ansprechend illustrierte Buch eine Lücke. Es wird sicher dazu beitragen, die bisherigen Behandlungsmaßnahmen kritisch zu überprüfen und die Wiederherstellung der Arm- und Handmotorik durch rationale Behandlungsansätze zu verbessern. Aus diesem Grunde wünsche ich dem sehr gut konzipierten Buch einen großen Erfolg.

Professor Karl-Heinz Mauritz
Lehrstuhl für neurologische Rehabilitation
an der Charité – Universitätsmedizin Berlin

Berlin, September 2005

1. Einleitung

In diesem Buch soll das Konzept des Schädigungs-orientierten Trainings mit zwei modularen Therapieformen für den Arm, nämlich dem Arm-BASIS-Training und Arm-Fähigkeits-Training, sowohl theoretisch als auch praktisch dargestellt werden.

Die internationale Klassifikation von Funktionen, Behinderungen und Gesundheit (ICF) (WHO, 2001) unterscheidet einerseits Körperfunktionen wie die Kontrolle der willkürlichen Bewegungsfunktionen und deren Störungen, sogenannte Schädigungen, z.B. durch eine Lähmung, und andererseits Alltagsaktivitäten wie das Bewegen und Hantieren von Objekten oder das Anziehen und deren Störungen, die sog. Aktivitätslimitierungen. Rehabilitation hat das Ziel,Aktivitätslimitierungen zu mindern und damit die Teilhabe am sozialen Leben zu ermöglichen. Dies kann einerseits durch kompensatorische Strategien erreicht werden, wie etwa durch die Versorgung mit Hilfsmitteln – z.B. mit einem Rollstuhl bei einem Patienten mit einer schweren Lähmung –, oder aber durch eine Wiederherstellung von Funktionen. Kompensation und Restitution sind also zwei wesentliche konzeptuelle Ansätze in der Rehabilitation, wobei die Restitution – soweit sie erreichbar ist – die attraktivere Variante darstellt. Wie kann aber eine Restitution erreicht werden? Eine Möglichkeit ist, nach dem Motto „übe das, was im Alltag gebraucht wird“ die jeweiligen Aktivitäten zu üben. Für die Armmotorik ist das möglich, aber auch nur in Grenzen, da wir sehr viele, sehr unterschiedliche Aktivitäten im Alltag ausführen. Ein alternativer Ansatz wäre, zunächst zu fragen: Welche Körperfunktionsstörungen sind denn für die Aktivitätslimitierungen verantwortlich ? D.h., zunächst einmal festzustellen, welche Defizite der (senso)motorischen Kontrolle für die Alltagsbeeinträchtigung ursächlich sind. Hier geht es also darum, wie der Körper Funktionen realisiert, was einer Person an Bewegungskontrolle noch zur Verfügung steht und was nicht. Wenn man dann die gestörten Aspekte der Bewegungskontrolle, die für die Alltagsbeeinträchtigung relevant sind, gezielt wiederherstellt, hat man ursächlich behandelt und kann viele Limitierungen bei Alltagsaktivitäten mindern oder beseitigen.

Was meint der Begriff „Schädigungs-orientierte Therapie"? Schädigungen sind – wie oben bereits erwähnt – Störungen der Körperfunktion, z.B. eine Lähmung, die durch eine Körperorganschädigung, wie einen cerebralen Insult, verursacht sind. Schädigungs-orientiertes Training ist eine Therapieform, die so entwickelt wurde, dass die geschädigten Körperfunktionen gezielt und umfassend wiederhergestellt werden und der Patient wieder seine Aktivitäten wahrnehmen kann. D.h., das Ziel der Schädigungs-orientierten Therapie ist die alltagsrelevante Funktionsverbesserung. Diese soll durch eine gezielte Therapie erreicht werden, die umfassend eine Wiederherstellung gestörter Funktionen bewirkt, und zwar der gestörten Funktionen, die für Aktivitäten des Alltags relevant sind. Außerdem ist die Schädigungs-orientierte Therapie sehr spezifisch, d.h. nach dem Schlüssel-Schloß-Prinzip werden für spezifische Konstellationen von Schädigungen spezifische Therapiemodule entwickelt.

Die theoretische Einführung in die Schädigungs-orientierte Therapie geht vom größeren wissenschaftlichen Zusammenhang hin zu den spezifischen neurowissenschaftlichen Grundlagen des Konzeptes. Zunächst wird in Kapitel 2 in einer Art Überblick der Wissensstand dargestellt, in wie weit sich die Motorik nach einer Hirnschädigung wieder erholen kann. Dabei wird die Funktionserholung differenziert im Sinne der „Reparatur" der geschädigten nervalen Strukturen, der adaptiven Reorganisation bzw. der Kompensation thematisiert. Welche Mechanismen bei der funktionellen Erholung eine Rolle spielen können, wird sowohl anhand von tierexperimentellen Ergebnissen als auch anhand von Ergebnissen zur Hirnaktivität bei gesunden Personen und Personen mit Hirnschädigungen erörtert. Klinische Patientenuntersuchungen der letzten Jahre werden zusammengefasst, die Aufschluss darüber geben, wie die Spontanerholung verläuft, wie sie durch eine Intensivierung des Trainings beschleunigt werden kann und welche neueren Therapieansätze, z.T. auch mit technischen therapeutischen Hilfsmitteln entwickelt wurden.

In Kapitel 3 „Motorische Kontrolle und deren schädigungsspezifische Veränderungen" wird ausgeführt, weshalb eine Schädigungsorientierung bei der Therapie relevant ist. Hier wird aufgezeigt, daß die Motorik in Abhängigkeit von verschiedenen Schädigungen wie der Parese, der Sensibilitätsstörung oder der Apraxie sehr unterschiedlich gestört ist. D.h., die motorische Kontrolle ist jeweils unterschiedlich schädigungsspezifisch verändert, so daß vieles dafür spricht, daß auch die Therapie, die die Herstellung der Funktion zum Ziel hat, für diese einzelnen Schädigungen spezifisch entwickelt werden muß. Spezifisch hieße zum Beispiel, daß für die zentrale Armlähmung spezifische Therapieansätze sinnvoll sind. Kapitel 4 zeigt dann auf, daß selbst für die zentrale Armparese nicht nur eine einzige Therapieform für alle Schweregrade der Armlähmung ausreicht. Vielmehr haben wir es bei Patienten mit zentraler Armparese zumindest mit zwei Patientengruppen zu tun, die jeweils ein unterschiedliches Schädigungsprofil haben. Zu unterscheiden sind hier die Patienten mit der schweren und Patienten mit der leichten Armparese.

In Kapitel 4 werden entsprechend für die schwere und die leichte Armparese die neurowissenschaftlichen Erkenntnisse über die spezifisch gestörten Aspekte der motorischen Kontrolle zusammengefaßt. Denn nur eine spezifische Charakterisierung der Funktionsstörung, d.h. der Veränderung der motorischen Kontrolle, erlaubt, eine schädigungs-orientierte Therapie nach dem Schlüssel-Schloß-Prinzip zu formulieren.

In Kapitel 5 „Schädigungs-orientierte Trainingsstrategien bei zentraler Armparese" werden diese neurowissenschaftlichen Erkenntnisse über die gestörte Armmotorik bei zentraler Parese in zwei modulare Trainingsstrategien umgesetzt. Hier werden das Arm-BASIS-Training und das Arm-Fähigkeits-Training theoretisch charakterisiert. D.h., es wird der Zusammenhang hergestellt zwischen den motorisch funktionellen Defiziten und den spezifischen Therapieinhalten, der theoretische Aufbau der Therapieformen sowie mögliche Mechanismen ihrer Wirksamkeit werden erläutert.

Das Kapitel 6 „Evidenzbasierte Armrehabilitation" thematisiert, daß der klinische Wirksamkeitsnachweis ein wichtiges Kriterium für die klinisch-therapeutische Entscheidung darstellt und damit auch für die Therapieentwicklung. Es wird ein Überblick über den aktuellen Stand unseres Wissens über die klinische Wirksamkeit von Armrehabilitationsverfahren gegeben. In diesem Zusammenhang werden dann auch die Wirksamkeitsnachweise für das Arm-Fähigkeits-Training und das Arm-BASIS-Training dargestellt.

In Kapitel 7 und Kapitel 8 finden sich die Manuale zur Durchführung des Arm-BASIS-Trainings bzw. des Arm-Fähigkeits-Trainings. Hier soll der Leser Hilfestellungen bekommen, wie die Therapieformen in der Praxis umgesetzt werden können. Es wird nicht davon ausgegangen, daß die alleinige Beschäftigung mit den Manualen ausreicht, um die Therapien in der Praxis sachgerecht anwenden zu können. Die Manuale stellen aber für den in den jeweiligen Methoden klinisch weitergebildeten Therapeuten eine Hilfe bei der Umsetzung des Erlernten dar. Andererseits erlauben sie Personen, die die Therapien nicht selbst durchführen, deren Vorgehensweise nachzuvollziehen. Beide Therapieverfahren, das Arm-BASIS-Training und das Arm-Fähigkeits-Training, sind darauf ausgelegt, motorische Kontrolldefizite zu mindern, d.h. motorische Funktionen wiederherzustellen. Im Rahmen des Konzeptes des schädigungs-orientierten Trainings wird es als wichtig erachtet, Veränderungen (z.B. Verbesserungen) der motorischen Funktion mit standardisierten Tests zu untersuchen und zu dokumentieren. Der Fugl-Meyer-Test ist für die Funktionsstörungen, die durch das Arm-BASIS-Training verbessert werden, ein geeignetes Therapieerfolgsinstrument. Der TEMPA ist ein entsprechend geeignetes Instrument, um die verbesserte Armfunktion bei Patienten mit leichter Armparese, die das Arm-Fähigkeits-Training erhalten, zu dokumentieren. Während der Fugl-Meyer-Test die selektive Bewegungsfähigkeit um einzelne Gelenke, aber auch für Multigelenksbewegungen erfaßt, läßt sich mit dem TEMPA der Zeitbedarf (sensomotorische Effizienz) für alltagsähnliche Aktivitäten standardisiert erfassen. Ausführliche, in der Praxis erprobte und validierte deutsch-sprachige Manuale zu diesen Tests finden sich in Kapitel 9 und 10 und stehen damit erstmals zur Verfügung.

In Kapitel 11 ist für das vertiefende Studium die in diesem Buch zitierte Literatur bibliographisch nachgewiesen.

Abschließend sei angemerkt, daß in dem Buch versucht wurde, einerseits aktuelle Neurowisschenschaft und andererseits vieljährige klinisch-wissenschaftliche Erfahrung zum Thema Armrehabilitation bei zentraler

Parese zusammenzufassen. Vor einem breiten Hintergrund neurowissenschaftlicher Erkenntnisse sollen so Anleitungen für die klinisch-therapeutische Praxis gegeben werden.

2. Funktionelle motorische Erholung

Die funktionelle Erholung im motorischen System nach einer Schädigung des zentralen Nervensystems ist eine der zentralen klinischen Herausforderungen in der neurologischen Rehabilitation. Neben der bislang für den klinischen Einsatz leider noch nicht verfügbaren Reparatur der strukturellen Hirnschädigung und der Vermittlung von kompensatorischen Strategien zur Alltagsbewältigung ist insbesondere die Fähigkeit des Gehirns, trotz struktureller Schädigung im Sinne der *adaptiven Reorganisation* die Funktion wiederherzustellen als Mechanismus der Erholung von besonderem klinisch-rehabilitativem Interesse.

Im Jahr 2004 erarbeitete der Autor mit vielen renommierten Institutionen gemeinschaftlich einen Sonderband der Zeitschrift *Restorative Neurology and Neuroscience,* die das Thema der funktionellen Erholung im motorischen System vom Tierexperiment über die funktionelle Bildgebung bis hin zur klinischen Studie thematisiert ("Motor System Plasticity, Recovery and Rehabilitation". *Restorative Neurology and Neuroscience*, Vol. 22:137-398, 2004). In diesem Sonderband präsentieren die einzelnen Institutionen ihre wissenschaftlichen Beiträge zum Thema jeweils im Sinne einer Übersichtsarbeit. An dieser Stelle sei versucht, aus der Vielfalt der dort Untersuchungsergebnisse sowie anderer aktueller Untersuchungen einige Aspekte im Überblick darzustellen und auf ihre Relevanz für die motorische Rehabilitation einzugehen. Insbesondere soll auf die Fragen eingegangen werden, ob es eine adaptive Reorganisation des Gehirnes gibt, ob durch Interventionen Vorgänge der adaptiven Reorganisation und der motorischen Erholung gefördert werden können und welche wissenschaftlich-klinischen Konzepte sich in den vergangen Jahren für die rehabilitative Praxis als relevante therapeutische Optionen darstellen. Sicherlich kann die Darstellung nicht den Anspruch erheben, neurowissenschaftliche und klinische Erkenntnisse über die funktionelle Erholung im motorischen System umfassend darzustellen. Vielmehr sollen durch die Darstellung einiger Aspekte wichtige Fragen bezüglich der funktionellen Erholung im motorischen System gestellt werden sowie mögliche Konsequenzen der Untersuchungsergebnisse für die klinisch-rehabilitative Vorgehensweise aufgezeigt werden.

2.1. Tierexperimente

Kaas und Qi (2004) von der Vanderbilt University in Nashville, Tennissee, zeigen mit ihren Experimenten bei Primaten (Affen) mit Amputation, wie komplex Reorganisationsphänomene im motorischen System sein können, indem sie sowohl kortikale als auch spinale Mechanismen nachweisen. Sie zeigen, dass bei diesen Primaten eine elektrische Stimulation im motorischen Kortex mittels Mikroelektroden in den Bereichen, in denen Bewegungen der amputierten Gliedmaßen evoziert wurden,zu Bewegung topographisch nachbarschaftlicher Körperabschnitte führen. Hierfür könnten verschiedene Mechanismen eine Rolle spielen. In ihren Experimenten weisen die Autoren nach, dass sich bei der Mehrzahl amputierter Affen deutlich breitere intrinsische Verbindungen im motorischen Kortex nachweisen ließen. D.h., es kam zu plastischen Veränderungen in den intrinsischen Funktionskreisen des primären motorischen Kortex. Andererseits sahen sie auch, dass spinale Motoneurone für amputierte Muskeln mit verbliebenen Muskeln neue Kontakte ausbilden. Denn wenn sie Marker in den amputierten Stumpf oder proximale Gliedmaßenabschnitte injizierten, fanden sich diese Marker in motorischen Vorderhorn-Zellensäulen für distale Gliedmaßenabschnitte. Insgesamt zeigen die Autoren damit, dass bei der Plastizität im motorischen System nach Amputation sowohl kortikale als auch spinale Mechanismen beteiligt sind.

Für die neurologische Rehabilitation bedeutsam ist die Frage, inwiefern das Verhalten bzw. die Behandlung von Tieren nach einer Gehirnschädigung die funktionelle Erholung beeinflusst. Wichtige Ergebnisse für diese Fragestellung werden von den Arbeitsgruppen um Tim Schallert von der University of Texas at Austin und der Arbeitsgruppe um Barbro Johansson vom Wallenberg Neuroscience Center in Lund berichtet.

Woodlee und Schallert (2004) zeigen an einem tierexperimentellen Modell eines cerebralen Insultes bei Ratten mit Schädigung des Vorderpfotenareals die Effekte von Nichtgebrauch und exzessivem Gebrauch der betroffenen und nicht-betroffenen Gliedmaßen, indem sie entweder die betroffene oder nicht-betroffene Vorderpfote eingipsten, was zum exzessiven Gebrauch der nicht eingegipsten Vorderpfote führt. Das Eingipsen der nicht-betroffenen Vorderpfote für eine Woche führt zu einer größeren Hirnläsion und zu etwas stärkeren und länger anhaltenden Verhaltensdefiziten. Erfolgt das Eingipsen der nicht-betroffenen Vorderpfote jedoch erst in der zweiten Woche nach der Hirnschädigung, resultiert bei der gleichen Intervention keine größere Läsion und nur etwas stärkere und länger anhaltende Verhaltensdefizite. Beim Eingipsen der betroffenen Vorderpfote für eine Woche (direkt im Anschluß an die Hirnschädigung) resultiert keine größere Läsion und nur etwas schlechteres Verhalten. Wenn man daran aber in der zweiten Woche das Eingipsen der nicht-betroffenen Vorderpfote anschließt, resultiert wieder eine größere Läsion. D.h., die Vulnerabilität für den exzessiven Gebrauch der betroffenen Gliedmaßen wurde zeitlich verlagert.

Die Befunde sprechen dafür, dass ein frühes Zeitfenster mit Vulnerabilität des periläsionalen Gewebes für exzessiven Gebrauch besteht. Der komplette Nichtgebrauch der betroffenen Gliedmaße führt zu etwas schlechter Funktionserholung und verschiebt das Zeitfenster der Vulnerabilität auf einen späteren Zeitpunkt. Entsprechend könnte geschlossen werden, dass eine graduelle motorische Rehabilitation, die schonend beginnt, für die funktionelle Erholung vorteilhaft sein könnte. Während diese Schlussfolgerung vergleichsweise „harmlos“ klingt, erscheinen die Ergebnisse viel „brisanter“, wenn man nun die klinische Frage stellt, ob frühes und intensives Beüben nach einem Schädigung des Gehirns nicht zu einer motorischen Erholung sondern zu einer vermehrten Schädigung des Gehirns und einem schlechteren Erholungsergebnis führt.

In dieser Frage bedeutsam sind auch die Untersuchungsergebnisse der Arbeitsgruppe um *Barbro Johansson* (2004). Diese Gruppe verglich im Rattenmodell eines cerebral-ischämischen Insultes den Effekt der Art der Tierhaltung auf die funktionelle Erholung und die kortikale Reorganisation. Die Tiere wurden entweder in einem Standardkäfig einzeln gehalten oder in einer „angereicherten“ Umgebung („enriched environment“), d.h., sie hatten größere Käfige, lebten zu mehreren zusammen, so dass eine soziale Interaktion möglich war, und bekamen in ihrem Käfig verschiedene, bezüglich Motorik und Problemlösung anspruchsvollere Aktivitäten angeboten. Die Ergebnisse zeigen, dass dieses mehr stimulierende Angebot zu einer besseren funktionellen motorischen Erholung führt. Damit einher geht auch eine stärkere dentritische Verzweigung und Synapsenbildung in Pyramidenbahnzellen im kontraläsionalen Kortex, eine Verstärkung der Genaktivierung und eine Modifizierung der Differenzierung von Progenitorzellen in Neurone und Astrozyten. Auch bei weiteren zusätzlichen experimentellen Interventionen wie der Transplantation fetaler neokortikaler Zellen oder der Behandlung mit Medikamenten wie Selegiline und Piracetam verstärkte die mehr stimulierende Umgebung den positiven Effekt dieser Interventionen auf die motorische Erholung.

Diese Ergebnisse zeigen, dass im Gegensatz zu der sich im klinischen Alltag nicht widerspiegelnden „Monokultur" des exzesssiven Gebrauches der betroffenen Gliedmaßen in den Tagen nach der Hirnschädigung die sozial und sensomotorisch stimulierende Umgebung nach der Schädigung, die eher einem anspruchsvollen und angebotsreichen neurorehabilitativen Setting entsprechend könnte die motorische Erholung und die damit einhergehende adaptive Reorganisation des Gehirns fördern.

Die eben schon angeklungene Option einer medikamentösen Unterstützung der motorischen Rehabilitation wurde in besonderer Weise von Herrn *Feeney* und seiner Arbeitsgruppe (2004) von der University of New Mexico exemplarisch für die noradrenerge Stimulation verfolgt.

Die Beobachtungen, dass nach einer Läsion des sensomotorischen Kortex in den ersten drei bis sechs Wochen nach dem Trauma ein weiterer Neuronenverlust beobachtbar ist und zeitgleich eine motorische Erholung erfolgt, führt Feeney zu der Annahme, dass die erkennbaren motorischen Defizite eher mit dem Vorhandensein von dysfunktionalen Neuronen korreliert sind als mit dem Zelltod. Er unterscheidet zwei mögliche Einflußmöglichkeiten auf solche dysfunktionalen Neurone, um Funktion wiederherzustellen bzw. Defizite zu reduzieren, nämlich die kurzfristige Modulation der neuralen Dysfunktionen, die „Fazilitation", bzw. längerfristigen

Veränderungen, nämlich die motorische Erholung im Sinne des „motorischen Lernens".

Seine Arbeitsgruppe zeigte, dass sich nach unilateraler frontaler Ablation bei der Katze mit stabilem motorischem Defizite (ab zwei Wochen nach der Ablation) durch eine einmalige Gabe von d- und l/d-Amphetamin die Bewegungsfähigkeit der betroffenen Pfote nach ein bis drei Stunden fast normalisierte. Der Effekt hielt bis zu 24 Stunden an und konnte durch Haloperidol blockiert werden.

Eine längerfristige Funktionsverbesserung im Sinne des motorischen Lernens wurde erreicht, wenn die einmalige Gabe von Amphetamin mit einer symptomrelevanten Erfahrung (Training) kombiniert wurde. Als Zeichen für motorisches Lernen, das durch die Kombination von Amphetamin und symptomrelevanter Erfahrung (Beübung) verstärkt wurde, konnte bei Ratten mit unilateraler frontaler Ablation, die eine einmalige Gabe von Amphetamin erhielten und danach das Gehen über einen Stab trainierten, das Geschicklichkeit und Gleichgewichtsreaktionen erforderte, eine anhaltende Verbesserung bei dieser Leistung erzielt werden. Wiederum konnte mit Haloperidol dieser Effekt blockiert werden. Wurde ein solches Training jedoch vor Amphetamin gegeben, dann kam es nicht zu einer Verbesserung der motorischen Leistungen.

Die Ergebnisse der Tierexperimente zeigen also, dass im Prinzip die motorische Erholung durch zusätzliche Gabe von Pharmaka in Kombination mit einem spezifischen Training gefördert werden kann („Proof of Principle"). Andererseits wissen wir aus der jüngeren Vergangenheit, dass sich die erhofften Effekte von Amphetamin auf die motorische Erholung bei Schlaganfall-Patienten in der Mehrzahl der durchgeführten Studien nicht bestätigen lassen. Vor diesem Hintergrund führt Feeney aus, dass der Zusammenhang zwischen noradrenerger Stimulation und der motorischen Erholung erheblichen Modifikatoren unterliegt. Einerseits ist es so, dass auch im Tierexperiment manche Ratten deutliche Fortschritte erzielen, während andere keine Fortschritte erzielen („Non-responder"), zum anderen hängt der Effekt einer noradrenergen Stimulation auch vom Schädigungstyp ab. Im Tierexperiment sind insbesondere Tiere, die eine zusätzlich Hippocampusläsion haben, prädisponiert zu einer stärkeren Erholung nach Amphetamin-Stimulation. Zu bedenken ist auch, dass der Effekt von Amphetamin Aufgaben-spezifisch sein kann.

In der Summe zeigten diese Tierexperimente, dass ein ganz exzessives frühes Beüben nach einer Hirnschädigung für die motorische Erholung nachteilhaft sein kann. Andererseits ist gerade eine soziale Interaktion und Motorikaktivität stimulierende Umgebung für die motorische Erholung sehr förderlich, so dass mit Einschränkung der ersten Tage nach einer Hirnschädigung und einer ganz extremen Beanspruchung der betroffenen Gliedmaßen die aktivierende und stimulierende Umgebung für die motorische Erholung eher nützlich zu sein scheint. Die bessere Erholung nach Kombination von noradrenerger Stimulation insbesondere mit Amphetamin und einem symptomrelevantem Training zeigt, dass es prinzipiell möglich ist, durch Pharmaka, die das zentrale Nervensystem beeinflussen, den Erfolg von Training auf die motorische Erholung zu fördern.

2.2. Funktionelle Bildgebung

Seitz und Koautoren (2004) zeigen, dass die Reorganisation cerebraler Netzwerke nach einer ischämischen Hirnschädigung bei Menschen komplexe Phänomene umfaßt. So ist zunächst zwischen der Entwicklung der Läsion und der erholungsmediierenden funktionellen kortikalen Reorganisation zu unterscheiden. Auch bei rascher Entwicklung von Symptomen (z.B. Hemiplegie innerhalb von 2 Minute) kann die Infarktgröße innerhalb von 24 Stunden zunehmen, was unter anderem daran liegt, dass es ein ischämisches Kerngebiet gibt (z.B. erkennbar bei der diffusionsgewichteten Kernspintomographie) und ein minderperfundiertes Areal (Penumbra), das periläsional liegt und über dessen Schicksal die Reperfusion und die Versorgung über leptomeningeale Kollateralen entscheidend sein könnte. Im weiteren Verlauf des Geschehens scheint es so zu sein, dass die Läsion, die sich in der chronischen Phase mittels Kernspintomographie nachweisen lässt, nur ein Teil des geschädigten Hirngebietes betrifft. Dies legt die Annahme eines selektiven neuralen Todes nahe. Diese Beobachtungen sprechen dafür, dass der ischämische Insult nicht ein einzeitiges Geschehen ist, sondern dass die strukturellen Veränderungen sich über einen gewissen Zeitraum erstrecken.

Bei einer funktionellen Erholung lassen sich bei Aktivierungsstudien in der betroffenen Hemisphäre, je nach dem ob der Insult subkortikal liegt oder kortikal, unterschiedliche Muster darstellen. Nach subkortikalem Insult ist die funktionelle Erholung oftmals mit einer stärkeren Aktivierung des ipsiläsionalen motorischen Kortex assoziiert. Ist dagegen der perizentrale Kortex durch die Ischämie betroffen, dann wird der ipsiläsionale motorische Kortex in räumlicher Nachbarschaft zur Läsion in der akuten Phase aktiviert, aber nicht unbedingt im chronischen Stadium, oder es kommt zu einer (posterioren) Verschiebung des Aktivierungs-zentrums. Nach längerer Erholung wird der ipsiläsionale dorsale prämoto-rische Kortex häufiger aktiviert.

In der nicht-betroffenen Hemisphäre ist eine Aktivität im (kontraläsionalen) motorischen Kortex bei Bewegung der betroffenen Hand oftmals mit Muskelaktivität der nicht-betroffenen Hand assoziiert und ist eher bei Patienten mit nicht so guter Erholung beobachtbar. Aber diese Aktivität findet sich nicht genau in homologen Arealen, wobei hier eine große interindividuelle Variabilität besteht. Eine Aktivierung der supplementärmotorischen Area (SMA) wird eher bei kortikalen als subkortikalen Läsionen gesehen und eher früh nach einer Ischämie. Der kontraläsionale prämotorische Kortex könnte für die Erholung nach einem Insult der A. cerebri media sehr bedeutsam sein. Die kontraläsionale Aktivierung im anterioren parietalen Kortex ist evtl. mit Defizitkompensation in Verbindung zu bringen, eine Aktivierung im inferioren frontalen Kortex mit der Etablierung von motorischen Programmen, eine Aktivierung im präfrontalen Kortex mit einer verstärkten kognitiven Kontrolle.

Diese Hypothesen legen nahe, dass die Aktivierung cerebraler Netzwerke im Erholungsstadium nicht nur im Sinne der adaptiven Reorganisation zu verstehen ist, also der Wiederherstellung der Funktion durch eine veränderte kortikale Aktivierung, sondern auch kompensatorische Strategien des Verhaltens widerspiegelt bzw. eine Situation, in der die Aktivität des Gehirn die Aktivität eines (neu) Lernenden darstellt, nicht aber unbedingt in allen Anteilen eine Aktivität des Gehirns, die nur in Verbindung steht mit der geschädigten, aber erholten cerebralen Leistung (z.B. aktive Bewegungsfähigkeit bei Parese). Es ist sogar denkbar, dass ein Teil der Aktivität ein Phänomen darstellt, dass gerade nicht positiv mit Erholung korreliert ist wie z.B. die Aktivierung im kontraläsionalen motorischen Kortex, die eher bei Patienten mit nicht so guter Erholung festgestellt wird.

In diesem Sinne ist es spannend zu fragen, ob das Gehirn überhaupt zu einer adaptiven Reorganisation fähig ist, d.h. ob das Gehirn ohne Benutzung von Kompensationsstrategien im Verhalten (z.B. Ersatz mehr visuomotorischer Kontrolle für Defizite der somatosensorischen Kontrolle) durch eine Veränderung der Nutzung der cerebalen Ressourcen sich vom primären Defizit (wie z.B. der aktiven Bewegungsfähigkeit bei Parese) erholen kann. Belege für eine solche adaptive Reorganisation finden sich bei den anderen Autorengruppen mit Studien zu funktioneller Bildgebung.

So deutet *Crame*r (2004) von der University of California, Irvine, darauf hin, dass dem primären sensemotorischen Kortex der betroffenen Hemisphäre eine bedeutsame Rolle bei der Erholung zukommt. Bei Patienten mit einer besseren Erholung zeigte sich eine stärkere Aktivierung des primären sensomotorischen Kortex als bei Patienten mit schlechter Erholung.

Matthews und Koautoren (2004) von der University of Oxford unterbreiten mehrere Argumente und Beobachtungen, die adaptive Reorganisation nahelegen. Sie finden eine Korrelation zwischen Reorganisation (Stärke der ipsilateralen Aktivierung) und Ausmaß der Hirnläsion(en) bei MS-Patienten. Sie beobachten ferner, dass diese Korrelation auch ohne klinisch erkennbar motorisch-funktionelles Defizit auftritt. D.h., auch bei klinisch unauffälligen Patienten gibt es bereits solche adaptiven Prozesse, die mit dem Ausmaß der Schädigung korreliert sind und scheinbar ein unauffälliges motorisch-funktionelles Leistungsvermögen gewährleisten. Dass solche Reorganisationsmechanismen nicht durch eine veränderte Verhaltensstrategie bedingt sind, belegt der Nachweis, dass sie in ganz ähnlicher Weise auch ohne Willküraktivität nachzuweisen sind. Denn die Art der Reorganisation ist bei aktiven und passiven Bewegungen sehr ähnlich (hoch korreliert). Auch Ausschaltexperimente mit repetitiver transkranieller Magnetstimulation belegen differentiell die Bedeutsamkeit von Aktivierungen für die motorische Erholung. So zeigt die Ausschaltung des kontraläsionalen prämotorischen Kortex mittels der repetitiven transkraniellen Magnetstimulation einen negativen Effekt auf die erholte Funktion, während dies bei der Ausschaltung des kontraläsionalen sensomotorischen Kortex nicht nachweisbar ist. Auch ein prospektives Studiendesign mit einem therapeutisch induzierten Erholungseffekt lässt sich in dieser Frage nutzen. So bestätigt die Beobachtung, dass zweiwöchiges Training bei Schlaganfall-Patienten zu einer motorischen Erholung führt und gleichzeitig die Aktivierung des ipsiläsionalen sensomotorischen Kortex verstärkt, während es die Aktivierung des kontraläsionalen sensomotorischen Kortex reduziert, die Bedeutung des ipsiläsionalen sensomotorischen Kortex für die motorische Erholung.

In ähnlicher Weise argumentiert *Nelles* (2004) vom Universitätsklinikum Essen, der in prospektiven Untersuchungen einen Zusammenhang zwischen Intensität des rehabilitativen motorischen Trainings und der adaptiven funktionellen Reorganisation des Gehirns in drei Studien darstellt, wovon eine von ihm und seiner Arbeitsgruppe durchgeführt wurde. So kommt es im Zusammenhang mit einer intensiveren rehabilitativ-motorischen Maßnahme zu einer stärkeren Normalisierung der Hirnaktivierung mit mehr ipsiläsionaler Aktivierung des sensomotorischen Kortex und geringerer kontraläsionaler Aktivierung des sensomotorischen Kortex (nachgewiesen in drei Studien), zu einer zusätzlichen Zunahme der Aktivierung des ipsiläsionalen dorsolateralen präfrontalen Kortex (DLPF), bilateral im inferioren parietalen Kortex und im prämotorischen Kortex (eine Studie) sowie im superioren Cerebellum und im sekundären somatosensorischen Kortex (eine Studie).

Weitere Autorengruppen untersuchen die Reorganisation nach cerebralen Insulten mit Methoden, die sehr nahe an der neuralen Aktivität die Organisation im sensomotorischen Kortex untersuchen, nämlich mit Hilfe der Evozierung motorischer Potentiale durch transkranielle Magnetstimulation (TMS) bzw. die Registrierung von somatosensorisch evozierten Feldern (SEF) mittels der Magnetenzephalographie (MEG) und der anschließenden Rekonstruierung äquivalenter Dipole.

Rossini und Dal Forno (2004) vom Biomedizinischen Universitätscampus in Rom berichten über Veränderungen der motorisch evozierten Potentiale bei Stimulierung des motorischen Kortex bei Patienten nach Schlaganfall. Sie dokumentieren erhöhte Schwellen der motorischen Exzitabilität im motorischen Kortex der betroffenen Hemisphäre, verlängerte Antwortlatenzen und eine Asymmetrie der motorischen Kortexkartierung beim Vergleich der betroffenen mit der nicht-betroffenen Hemisphäre. Letztere sind durch eine Veränderung des Schwerpunktes dieser Karten in der anterio-posterioren oder medio-lateralen Richtung bedingt. Die Veränderungen sind innerhalb der ersten Monate nach einem Insult am ausgeprägtesten, zeigen eine Tendenz zur Normalisierung im Verlauf der motorischen Erholung bzw. stabile Defizite und Veränderungen in der chronischen Phase nach einem Insult. Subkortikale Insulte zeigen oftmals mehr Veränderungen, möglicherweise wegen der großen Anzahl dicht gepackter kortikospinaler Fasern, die durch solche Läsionen betroffen werden. Kortikale Läsionen scheinen häufiger durch eine abnormale Positionierung sogenannter „hot spots", Punkte besonderer Exzitabilität, charakterisiert zu sein. Bei einer Verlaufsuntersuchung von Schlaganfall-Patienten von 8 bis 18 Wochen nach einem Schlaganfall zeigte sich bei der Nachuntersuchung in 2/3 der Fälle eine Vergrößerung des Handmotorkortexareals, die mit einer klinischen Verbesserung einherging. Während sich der Erholungsprozess klinisch über mehrere Monate erstreckte und sich über diesen Zeitraum auch die TMS-Parameter verbesserten, gab es die steilsten Verbesserungsraten in den ersten 70 bis 80 Tagen nach dem Insult. Mit einem Doppelstimulusparadigma der transkraniellen Magnetstimulation (Interstimulusintervall zwischen 1 und 10 ms) konnten die Autoren nachweisen, dass bei Patienten mit subkortikalen Schäden normale Exzitabilitätskurven bestanden, während bei Patienten mit kortikalem Insult die intrakortikale Inhibition signifikant reduziert war. Auch zeigte die Gruppe mit kortikalen Läsionen keine transcallossale Inhibition (TCI) für die aktive, nicht betroffene Handmuskulatur, wenn die transkranielle Magnetstimulation über der betroffenen Hemisphäre appliziert wurde, während alle subkortikalen Patienten transcallossale Inhibition zeigten. Bei der Untersuchung von somato-sensorisch evozierten Feldern bei bilateraler elektrischer Stimulation des N. medianus fanden die Autoren, dass die somatosensorisch evozierten Felder über der betroffen und nicht-betroffenen Hemisphäre unterschiedlich ausgeprägt waren. Die „Extension" des Handareals (kortikales sensorisches Areal für die Hand) war in der betroffenen

Hemisphäre deutlich vergrößert, zeigte eine laterale Verschiebung für das Daumenareal und eine mehr mediale Verschiebung für das Kleinfingerareal und eine Tendenz bei den Fingerrepräsentationen für eine mehr anteriore Lage. Gleichzeitig waren die kortikalen Antworten oftmals verspätet. Die Befunde können dafür sprechen, dass kortikale Regionen außerhalb der normalen Grenzen, die normalerweise nicht von einem signifikanten Beitrag sensorischer Afferenz erreicht werden, eine funktionell bedeutsame Rolle als somatosensorisches Handzentrum übernehmen.

Eine niederländische Arbeitsgruppe (Hendricks et al., 2003) untersuchte die Integrität der kortikospinalen Bahnen mittels TMS innerhalb von 10 Tagen nach einem Schlaganfall und zeigten, dass die Amplituden der motorischen evozierten Potentiale (MEP) am Arm zu diesem Zeitpunkt einen signifikanten Zusammenhang mit der erreichten motorischen Erho-lung des Armes (gemessen mittels Fugl-Meyer-Test [vgl. Platz et al. 2005]) nach ½ Jahr hatten. Wenn solche Antworten erhältlich waren, kam es fast immer zu einer anschließenden Erholung, bei einigen Patienten aber auch ohne solche Antworten.

Hinweise auf eine besondere Bedeutung des ipsiläsionalen prämotorischen Kortex für die motorische Erholung bei Schlaganfall-Patienten mit Schädigung der aus dem primären motorischen Kortex kommenden kortikospinalen Efferenz zeigte die Arbeitsgruppe von *Cohen* aus Bethesda, U.S.A. (Fridman et al., 2004). Bei vier Patienten mit guter Erholung der Handfunktion fand sich bei einer TMS über dem ipsiläsionalen (nicht jedoch über dem kontraläsionalen) dorsalen prämotorischen Kortex (PMd) ein verlängernder Effekt auf die Reaktionszeit der kontralateralen Hand; außerdem waren die dort evozierten MEPs größer und hatten eine geringere Latenz als bei einer Stimulation über dem primären motorischen Kortex der betroffenen Hemisphäre. Bei Patienten mit stärkerer Beeinträchtigung hatte die TMS über dem kontraläsionalen PMd einen stärkeren negativen Effekt (Johansen-Berg et al., 2002). Das könnte auf eine funktionell relevante Rekrutierung des kontraläsionalen dorsalen prämotorischen Kortex bei stärkerer Beeinträchtigung hinweisen.

Liepert und Koautoren (2004) vom Universitätsklinikum Eppendorf in Hamburg untersuchen Veränderungen der intracortikalen Inhibition (ICI) und der intracortikalen Fazilitation (ICF) im primären motorischen Kortex mit der transkraniellen Magnetstimulation mit Doppelpuls. Die Autoren legen nahe, dass die Veränderungen der intracorticalen Inhibition und Fazilitation nach zentralnervösen Schädigungen davon abhängen, ob das primäre somatosensorische System oder das cerebelläre System bzw. das primärmotorische System betroffen sind. Bei Patienten mit somatosensiblen Störungen zeigte sich eine reduzierte intracorticale Inhibition auf der betroffenen Seite, die nahelegt, dass unter normalen Bedingungen die somatosensorische Afferenz einen inhibitorischen Einfluß auf den motorischen Kortex hat. Patienten mit Läsionen im Versorgungsgebiet der A. cerebelli superior mit Gliedmaßenataxie hatten einen Verlust der intracorticalen Fazilitation und eine Zunahme der intracorticalen Inhibition, was darauf hindeutet, dass das Cerebellum normalerweise einen fazilitatorischen Einfluß auf den motorischen Kortex haben könnte. Patienten mit corticalen Läsionen und Hemiparese hatten eine Reduktion der intracorticalen Inhibition.

Die Autoren *Celnik und Cohen* (2004) vom National Institute of Health, Bethesda, führen aus, dass periphere und zentrale Stimulation bzw. deren Kombination oder deren Kombination mit aktivem Bewegungstraining eine Veränderung der motorischen Funktion bei Schlaganfall-Patienten zur Folge haben kann. In einem ersten Ansatz, den sie „gepaarte assoziative Stimulation" nennen, wird ein Einzelreiz für den N. medianus 20 ms vor einem transkraniellen Magnetstimulationsstimulus über dem kontralateralen motorischen Kortex appliziert. Auf diese Weise wird erreicht, dass eine somatosensorische afferente Information, die im N. medianus generiert wird, den kontralateralen motorischen Kortex simultan mit der transkraniellen Magnetstimulation erreicht. Wenn nun eine zweistündige Behandlung mit „gepaarter assoziierter Stimulation" bei Patienten mit chronischer Parese nach Schlaganfall durchgeführt wurde, konnte eine signifikante Kraftzunahme für den Präzisionsgriff gezeigt werden, die bei einer Kontrollsitzung, die keine solche Stimulation beinhaltete, nicht erreicht werden konnte. Diese Ergebnisse haben bedeutsame Implikationen und legen nahe, dass eine sensible Stimulation, gepaart mit einer kortikalen Stimulation des motorischen Kortex, motorische Funktionen bei Schlaganfall-Patienten beeinflussen kann.

Auch die direkte elektrische Stimulation des motorischen Kortex kann für die rehabilitation bedeutsam sein. Die gezielte unterschwellige elektrische Stimulation des verbliebenen funktionell intakten motorischen Kortex mittels epiduraler Elektroden während des Trainings von Schlaganfall-Patienten kann Trainingseffekte verstärken und die motorische Erholung fördern (Brown et al., 2003).

Zusammenfassend läßt sich festhalten, dass die Läsionsentwicklung und die motorische Erholung im Sinne der Reorganisation cerebraler Netzwerke Phänomene sind, die teilweise zeitlich parallel erfolgen. Die Reorganisation cerebraler Netzwerke nach einer ischämischen Hirnschädigung bei Menschen ändert sich im zeitlichen Verlauf nach der Schädigung und ist abhängig von der Topographie der Schädigung. Ein Teil der veränderten cerebralen Aktivierung könnte mit veränderten Verhaltensstrategien erklärbar sein. Ein Teil der veränderten Aktivierung ist auch gerade nicht mit motorischer Erholung assoziiert. Dennoch gibt es Hinweise dafür, dass das Gehirn auch adaptive Reorganisation zu leisten vermag, d.h. eine Reorganisation der cerebralen Aktivierung, die mit einer Restitution der Funktion nach einer auch verbleibenden Hirnschädigung in Verbindung gebracht werden kann. Hierzu scheint insbesondere die Stärke der Aktivierung des ipsiläsionalen sensomotorischen Kortex zu gehören. Auch dem ipsiläsionalen prämotorischen Kortex könnte eine besondere Rolle bei der adaptive Reorganisation zukommen.

Differentielle Betrachtungen der Veränderungen im sensomotorischen Kortex weisen auf Asymmetrien sowohl im motorischen als auch im somatosensiblen Kortex nach Schlaganfall hin. Im motorischen Kortex findet sich zunächst oft eine Reduktion der Exzitabilität, eine Verlängerung der Latenz der Antwortpotentiale und bei kortikalen Insulten oft auch eine atypische Lokalisation von Punkten mit erhöhter Exzitabilität im motorischen Kortex. Im Verlauf der motorischen Erholung kommt es dann zu einer partiellen (oder kompletten) Rückbildung dieser Asymmetrien zwischen betroffener und nicht-betroffener Hemisphäre. Für den somatosensiblen Kortex und den motorischen Kortex sind Verschiebungen der Kartierungen der motorischen und sensiblen Areale, die für die betroffene Hand zuständig sind, beschrieben. Neben der Schädigung kortikospinaler

Bahnen führt auch eine Schädigung der somatosensiblen Afferenz bzw. cerebellärer Strukturen zu spezifischen Veränderungen in der intrakortikalen Inhibition bzw. Fazialitation im motorischen Kortex. Erste Unsuchungen legen nahe, dass durch eine simultane sensibel afferente Stimulation und eine direkte Stimulation des motorischen Kortex motorische Funktionen bei Schlaganfall-Patienten beeinflußt werden können. Hier ergeben sich in Zukunft evtl. therapeutische Optionen.

2.3. Training

Kwakkel und Koautoren (2004) aus dem Medizinischen Zentrum der Freien Universität Amsterdam illustrieren, dass über verschiedene Funktionen hinweg (z.B. Arm- oder Beinparese) ein ähnliches Spontanerholungsmuster erkennbar ist, wobei die Steilheit der Verbesserungen in den ersten Wochen der beste Prädiktor für das erreichbare Endniveau zu sein scheint. Sie führen ferner aus, dass die Intensität der Behandlung in den ersten vier bis fünf Monaten zu einer schnelleren Erholung führt, aber das Endniveau, das nach etwa sechs Monaten erreicht wird, nicht gravierend beeinflußt.

In seinem Artikel über Konzept und klinische Evidenz zum Schädigungs-orientierten Training bei Armparesen („Impairment-oriented Training“, IOT) führt der Autor (Platz, 2004) aus, dass es in der moto-rischen Rehabilitation notwendig ist, für Subgruppen von Patienten wie etwa der Patientengruppe mit leichter Armparese bzw. der Patientengruppe mit schwerer Armparese zunächst die mit der Schädigung einhergehenden Defizite in der Bewegungskontrolle im Rahmen von geeigneten neurowissenschaftlichen Studien detailliert zu beschreiben. Zunächst wird ausführlich der aktuelle Stand der Wissenschaft hierzu ausgeführt. Aus dieser Beschreibung resultiert dann nach dem Schlüssel-Schloß-Prinzip die Entwicklung des Design einer spezifischen Schädigungs-orientierten Therapie für dieses Subgruppe resultieren. Für die Patientengruppe mit leichter Armparese ist dies das Arm-Fähigkeits-Training, bei dem verschiedene sensomotorische Leistungen wie die Geschwindigkeit von schnellen Fingerbewegungen, die Manipulationsfähigkeit von kleinen und größeren Objekten, die Handruhe,die Zielbewegungsfähigkeit und die präzise visuomotorische Kontrolle in einer standardisierten Weise repetitiv mit dem expliziten Ziel einer Leistungssteigerung und entsprechender Leistungsrückmeldung an den Patienten beübt wird. Für die Patienten mit schwerer Parese wurde das Arm-BASIS-Training entwickelt. Bei diesem mehrstufigen Therapieprogramm wird zunächst die dynamische Bewegungskontrolle in den einzelnen Freiheitsgraden des Armes isoliert beübt und wiederhergestellt, bevor dann eine Kombination von statischer und dynamischer Bewegungskontrolle für isolierte Bewegungen in den einzelnen Freiheitsgraden mit dem Patienten erarbeitet werden. Erst dann erfolgt in einer dritten Phase die Wiedererlernung von Multigelenksbewegungen mit ihren jeweils komplexen und sich komplex verändernden statischen und dynamischen Bewegungskontrollanforderungen. Für beide dieser Traningsverfahren, nämlich das Arm-Fähigkeits-Training und das Arm-BASIS-Training konnte in einfach blinden randomisierten kontrollierten Studien die therapeutische Wirksamkeit nachgewiesen werden.

Mark und Taub (2004) von der University of Alabama in Birmingham beschreiben den aktuellen Stand der Bewegungsinduktionstherapie („Constraint Induced Movement Therapy", CIMT). Hier geht es darum, dass durch einen forcierten Gebrauch der betroffenen Funktion wie z.B. der Armmotorik ein erlerntes Verhalten von Nichtgebrauch revidiert wird und damit die Funktion im Alltag wieder besser zur Verfügung steht. Die Autoren berichten klinische Wirksamkeitsnachweise für die obere Extremität bei chronischen Schlaganfall-Patienten, in kleinerem Rahmen auch für Schädel-Hirn-Trauma-Patienten und infantile Cerebralparese-Kinder. Sie zeigen, dass in einer ersten Studie ein ähnlicher Therapieansatz auch für das Gehen bei Schlaganfall-Patienten bzw. in einigen Fällen auch bei Querschnittspatienten und Patienten mit Z.n. Oberschenkelfraktur angewendet werden kann. Das Therapiekonzept findet auch bei Musikern mit fokaler Dystonie Anwendung und wurde auch bei Patienten mit Aphasie mit Erfolg angewendet.

Andere Autoren stellen den Nutzen von technischen Hilfsmitteln für die Therapie von motorischen Dysfunktionen dar.

So beschreibt *Cauraugh* (2004) von der University of Florida in Gainesville den Nutzen einer EMG-getriggerten Elektrostimulation für die Behandlung der zentralen Armparese. Hier werden elektronisch kleine Aktivitäten in den Zielmuskeln, die der Patient bereits generieren kann, in großamplitudiger Bewegung durch die Elektrostimulation umgesetzt. Bei diesem repetitiven Verfahren können funktionelle Verbesserungen auch bei chronischen Patienten erreicht werden. Der Effekt scheint noch stärker zu sein, wenn bilateral geübt wird, d.h. wenn mit der nicht-betroffenen Hand die Bewegung, die gemacht werden soll, parallel mit ausgeführt wird.

Ein weiterer, neuer Bereich in der motorischen Rehabilitation stellt die Entwicklung und Anwendung von „virtueller Realität-Technologie" zur Verbesserung von Handfunktion und Gang nach Schlaganfall dar. Die Autoren Deutsch und Koautoren (2004) von der Rutgers Universität in Newark stellen dar, dass das Training mit virtueller Realität-Technologie dadurch Vorteile bietet, dass in hohem Maße repetitiv geübt werden kann, dass der Patient in komplexer Weise Rückmeldungen beim Training über seinen Trainingserfolg erhalten kann (haptische Rückmeldung, Hinweise über die Art und Weise der Bewegungsausführung sowie Hinweise über den Erfolg der Bewegung) und dass die Therapie von einfachen Bewegungen in einer Problemlösung, die teilweise Spielcharakter hat, eingebaut werden kann. Sie zeigen mit Fallserien, die die aktive Bewegungsfähigkeit von Fingern beübt, die Geschwindigkeit von Fingerbewegungen, die Fraktionierung und die Stärke von Fingerflexionsbewegungen, dass bei einzelnen Patienten beachtliche und signifikante Verbesserungen in den beübten Funktionen erzielt werden können, die auch nach dem Training anhalten. Ähnliches trifft auch für die Beübung des paretischen Fußes zu, mit der eine Verbesserung der Kraft in Beinmuskelgruppen, aber auch eine verbesserte Ganggeschwindigkeit bei mehreren Kasuistiken dargestellt wurde.

Für Patienten mit schweren Lähmungen bietet sich ein Training mit der Robotertechnologie an.

Die Autoren *Hogan und Krebs* (2004) vom MIT stellen einen interaktiven Roboter für die Armrehabilitation dar und zeigen in mehreren Studien mit insgesamt mehr als 100 Patienten, dass bei Patienten mit auch schweren Armlähmungen die proximalen Armfunktionen durch ein mehrwöchiges

Training mit einer hohen Anzahl von Repetition der beübten Zielbewegungen zu einer Funktionsverbesserung führt.

Ähnlich berichtet Herr *Hesse* (2004) von der Charité - Universitätsmedizin Berlin, dass durch ein Laufbandtraining mit partieller Gewichtsentlastung bzw. in ähnlicher Weise mit einem elektromechanischen Gangtrainer bei Patienten mit schwerer Hemiparese, die nicht gehfähig sind, über ein mehrwöchiges Training mit hoher Repetitionsrate eine Verbesserung des Gehvermögens erzielt werden kann.

Diese klinischen Studien zeigen, dass bekanntermaßen die Spontanerholung ein wichtiger Faktor in der motorischen Erholung nach einer Hirnschädigung darstellt. Aktive Trainingstherapien können einerseits die Spontanerholung beschleunigen, andererseits ggf. auch das zu erreichende funktionelle Endniveau beeinflussen. Für die Armlähmung stellt das Schädigungs-orientierte Therapiekonzept (Impairment-oriented Training, IOT) von T. Platz ein Konzept dar, bei dem basierend auf wissenschaftlichen Analysen von motorisch-funktionellen Problemen bei Patientensubgruppen nach dem Schlüssel-Schloß-Prinzip modulare Therapieverfahren entwickelt wurden. Durch den Wirksamkeitsnachweis in randomisierten kontrollierten Studien mit relativ hoher Patientenzahl konnte der klinische Nutzen von Konzept und Verfahren, die im klinischen Alltag gut umsetzbar sind, nachgewiesen werden.

Trotz therapeutischer Bemühungen kommt es bei einem Teil der Patienten im chronischen Stadium zu einem Nichtgebrauch eigentlich vorhandener Funktionen. Durch einen forcierten Gebrauch dieser Funktionen kann dieses erlernte Verhalten teilweise rückgängig gemacht werden mit einer besseren Einbringung der Restfunktionen bei Alltagsverrichtungen. Dies konnten die Arbeitsgruppe von Taub und andere Arbeitsgruppe für Patienten mit leicht- bis mäßiggradigen Armparesen und erhaltener Handfunktion nachweisen. Die Autoren berichten auch über erste Ergebnisse in der Gangrehabilitation und bei der Aphasierehabilitation.

Technologiehilfsmittel, die die motorische Rehabilitation in ihrer Wirksamkeit verstärken könnten, sind die EMG-getriggerte Elektrostimulation, das Training mit virtueller Realität-Technologie sowie die

Therapie mit interaktiven Robotern für Armbewegungen und das Gehen. Bei diesen Verfahren kann ein hohes Maß an Bewegungswiederholung ausgeführt werden, noch nicht vorhandene Funktionen können beübt werden, da der Roboter entsprechend subsidiär den Patienten unterstützt. Insbesondere die virtuelle Realität-Technologie erlaubt zudem eine komplexe Rückmeldung an den Patienten über sein Bewegungsverhalten, über den Bewegungserfolg und die Einbettung von repetitiven Übungsverfahren in einen (spielerisch) interessanten, graphisch ansprechenden Kontext.

2.4. Medikation

Von Frau *Walker-Batson und Koautoren* (2004) von der University of Texas Southwestern Medical Center werden Ergebnisse eigener Studien zur Wirksamkeit von Amphetamin in Kombination mit lernabhängigem Üben auf die Erholung nach einem cerebralen Insult berichtet. Sowohl für die Armparese als auch für die Aphasie konnte von ihr gezeigt werden,

dass die Medikation mit Amphetamin in Kombination mit einem schädigungsfokussierten Training zu einer stärkeren Erholung führte als Training alleine. Dieser Effekt war jedoch vom Zeitpunkt des Einschlusses der Patienten in eine solche Studie abhängig. Denn bei weiteren Studien mit Studieneinschluß von Patienten zu einem späteren Zeitpunkt (nach Insult) wurden die Effekte nicht repliziert. Frau Walker-Batson kommentiert die Unterschiede in der Wirksamkeit in den weiteren neueren klinischen Studien zum Amphetamin in Kombination mit Training durch Unterschiede in Zeitpunkt der Behandlung nach dem Insult, in der Art des durchgeführten Trainings, in der Art der Zeitkopplung zwischen Medikation und spezifischem Training und evtl. Einflüsse von weiterer Komedikation (die ggf. die Effekte von Amphetamin blocken könnten).

Scheidtmann (2004) aus Bad Aibling faßt die von ihm geleitete randomisierte kontrollierte Studie zusammen, bei der eine Gabe von 100 mg L-Dopa/Tag über drei Wochen nach dem Behandlungsinvervall sowie drei Wochen später zu einer stärkeren Verbesserung motorischer Funktionen und der Alltagskompetenz von Schlaganfall-Patienten führte. Er berichtet auch, dass bei einer Patientenserie mit Neglect die Gabe von L-Dopa in Kombination mit einem visuellen Explorationstraining zu einer Verbesserung beim Lesen führte.

Wie auch schon im Abschnitt Tierexperiment legen diese Befunde nahe, dass es durch zentral wirksame Pharmaka zu einer Verstärkung der trainingsinduzierten motorischen Erholung kommen kann. Leider ist bislang eine Replikation der sehr positiven ersten Befunde von Frau Walker-Batson über die Wirksamkeit von Amphetamin in der motorischen Rehabilitation bislang nicht in allen klinischen Studien gelungen. Entsprechend besteht hier noch ein Klärungsbedarf bezüglich der Fragen, welche Patientengruppen profitieren von welchem Medikament, in welcher Dosierung, zu welchem Zeitpunkt und in Kombination mit welchen Therapieverfahren.

2.5. Schlußfolgerungen

Die dargestellten Befunde aus Tierexperiment, funktioneller Bildgebung bei Menschen und klinischer Studien am Menschen illustrieren die komplexen Phänomene, die bei der motorischen Erholung nach einer Hirnschädigung zu bedenken sind. Die Ergebnisse sind insbesondere dahingehend ermutigend, als sie nahelegen, dass das Gehirn zu einer adaptiven Reorganisation, d.h. zu einer Restitution der Funktion durch eine funktionelle kortikale Reorganisation in der Lage ist. Diese adaptive Reorganisation läßt sich durch übende Verfahren modifizieren. D.h., rehabilitative Ansätze können nicht nur kompensatorische Strategien verfolgen sondern auch, basierend auf adaptiven Reorganisationsmechanismen im Gehirn, eine Funktionsrestitution erzielen. Besonders erfolgreich scheinen hier schädigungsspezifische Therapieverfahren zu sein und in der motorischen Rehabilitation insbesondere Verfahren, die neben ihrer Spezifität auch ein hohes Maß an Intensität im Rahmen eines repetitiven Trainings gewährleisten. Dies kann (z.T. gerade für schwerer betroffene Patienten) auch durch interaktive Robotertechnologie unterstützt werden bzw. durch virtuelle Realität-Technologie. Die dargestellten tierexperimentellen und klinischen Befunde zeigen auch, dass es prinzipiell möglich ist, die motorische

Rehabilitation und den Trainingserfolg durch Pharmaka positiv zu beeinflussen. Hier gibt es noch einen großen Forschungsbedarf, um geeignete Substanzen und spezifische Indikationen zu etablieren. Erste neurophysiologische Ergebnisse bei Patienten mit Schlaganfall legen zudem nahe, dass es möglich ist, die motorische Funktion durch eine sensibel afferente Stimulation und eine gleichzeitige kortikale motorische Kortexstimulation zu beeinflussen.

3. Motorische Kontrolle und deren Schädigungs-spezifische Veränderungen

Im vorangegangen Kapitel wurde dargestellt, dass das Gehirn nach einer Schädigung in der Lage ist, sich funktionell – zumindest in Grenzen – zu erholen. In diesem Kapitel soll nun detaillierter der Frage nachgegangen werden, wie spezifisch wir Defizite der motorischen Kontrolle erfassen müssen, um entsprechend geeignete Therapien entwickeln zu können. Die Frage wäre also, wie differenziert das Gehirn Bewegungen kontrolliert, ob es Bewegungen erlernen kann und ob es bei Patienten unterschiedliche Formen der gestörten Bewegungskontrolle gibt. Wenn dem so sein sollte, dann wäre das für die Gestaltung der Therapie sehr bedeutsam. Neurowissenschaftliche Erkenntnisse über die Bewegungskontrolle können also in vielfältiger Weise dazu beitragen, dass wir für die Rehabilitation relevante Mechanismen verstehen und entsprechend Therapiekonzepte weiterentwickeln können. Aus Untersuchungen an Tieren bzw. bei gesunden Menschen können wir sehr viel über die Funktionsweise des Gehirns bei der Bewegungskontrolle lernen. Durch Untersuchungen bei Patienten können wir besser verstehen lernen, was eine Schädigung des Gehirn für dessen Funktionsweise bedeutet.

3.1. Bewegungskontrolle und motorisches Lernen

Am Beispiel der Armbewegungen können wir erkennen, wie komplex die Bewegungssteuerung durch das Gehirn ist. Betrachtet man lediglich den Kortex, die Großhirnrinde, so gibt es viele verschiedene Areale, die in modularer Weise jeweils entsprechend unterschiedlicher Bewegungsanforderungen in unterschiedlicher Kombination als Netzwerk bei der Bewegungskontrolle aktiv werden (Ashe and Georgopoulos, 1994; Barone and Joseph, 1989; Binkofski et al., 1998; Cruchter and Alexander, 1990; E-varts, 1968; Frith et al., 1991; Georgopoulos, 1991; Haaland et al., 2004; Jueptner et al., 1996; Lang et al., 1994; Lawrence and Kuypers, 1968; Matelli et al., 1993; Mountcastle et al., 1975; Mushiake et al., 1991; Paus et al., 1993; Rijntjes et al., 1999; Rizzolatti et al., 1988; Roland et al., 1980; Sakata and Taira, 1994; Sakata et al., 1995; Schieber, 1999; Scott and Kalaska, 1977; Strick et al., 1995; Taira et al., 1990; Thatch, 1978; Wise and Evarts, 1985; Wise and Strick, 1996).

So gibt es Areale, die bei Ausführung von Willkürbewegungen immer aktiv sind, wie z.B. der primäre motorische Kortex. Hier werden u.a. die Selektion einzelner Muskeln, die Geschwindigkeit von Bewegungen, die Kraft sowie Bewegungsrichtung mit kodiert. Dann gibt es Areale wie etwa im parietalen Kortex, die sehr stark mit für Bewegungen relevanten Raumanalysen zu tun haben, die entweder die Bewegung des Armes in allozentrischen Koordinaten oder egozentrischen Koordinaten repräsentieren oder aber spezifisch für räumliche Analysen zuständig sind, die für Griffbildungen erforderlich sind. Dann gibt es kortikale Areale, die phasenbezogen bei einer Bewegung aktiviert werden, z.B. in der Phase der Bewegungsvorbereitung. Hierzu zählen prämotorische Gebiete. Es gibt Gebiete, die für Aufmerksamkeit für Bewegungen relevant sind wie der Gyrus cinguli, Areale, die mehr mit selbstgenerierten Bewegungen, d.h. aufgrund innerer Repräsentationen geplanter (komplexerer) Bewegungen, zu tun haben wie etwa die supplementärmotorische Area und kortikale Areale wie z.B. der prämotorische Kortex, die mehr bei Bewegungen relevant sind, die durch äußere Stimuli getriggert wurden.

Die Komplexität der Armbewegungskontrolle sei mit den Ergebnissen einiger Aktivierungsstudien beim Menschen illustriert. Eine Aktivierungsstudie mit Zeigefingerbewegungen unterschiedlicher Geschwindigkeit zeigte, dass in Abhängigkeit von der Geschwindigkeit der primäre sensomotorische Kortex stärker oder schwächer aktiviert wird (Schlaug et al., 1994). D.h., dass der primäre sensomotorische Kortex an der Kodierung von Bewegungsgeschwindigkeit für isolierte Fingerbewegungen beteiligt ist.

Zielbewegungen (mit dem Arm) führten im Vergleich zu Augenbewegungen (Sakkaden) bei gleichem Zielpunkt zu einer Aktivierung im posterioren parietalen Kortex (Connolly et al., 2003). D.h., im posterioren parietal Kortex (homolog zu parietaler Reichregion (PRR) beim Affen) werden Informationen enkodiert, die mit einer Armbewegung zu einer spezifischen räumlichen Lokalisierung zu tun haben. Wenn man Zielbewegungen vergleicht mit einer Bewegung zum gleichen Objekt, das dann aber tatsächlich gegriffen wird, so sieht man, dass mit der Greifbewegung eine stärkere Aktivierung im intraparietalen Sulcus einhergeht (Binkowski et.al., 1998). D.h., das Gebiet um den intraparientalen Sulcus ist speziell bei Bewegungen mit Griffbildung aktiviert.

Aber nicht nur für diese spezifischen Anforderungen wie z.B. Zielbewegungen oder Griffbildungen wird das modulare Netzwerk der Großhirnrinde unterschiedlich aktiviert, selbst innerhalb einer spezifischen Anforderung, nämlich einer Zielbewegung des Armes, wird das Gehirn in Abhängigkeit von der Schwierigkeit der erforderlichen (Ziel-)Bewegungen unterschiedlich aktiviert. So werden bei höheren Anforderungen an die Zielgenauigkeit andere Areale aktiviert als bei einer geringeren Anforderung an die Zielgenauigkeit (Winstein et al, 1997).

Die Untersuchung einer visuo-motorischen Aufgabe, nämlich das Nachfahren eines Labyrinthes oder Quadrates, zeigte ferner, dass es Areale gibt, die unabhängig davon, ob die Bewegung mit der rechten oder linken Hand ausgeführt wird, aktiviert wurden. Diese Areale werden jeweils bei den spezifischen visuomotorischen Aufgabenanforderungen aktiv gleich welche Hand bewegt wird (van Mier et al., 1998). Bei dieser Studie wurde aber auch deutlich, dass die Aktivierung bei solchen Aufgaben wiederum davon abhängig ist, wie geübt eine Person mit einer motorischen Aufgabe ist. Während bei dem Nachzeichnen von unbekannten Labyrinthen der rechte prämotorische sowie rechts parietale Kortex aktiviert wurde, wurde nach zehnminütiger Übung mit einem Labyrinth, bei dessen Ausführung die Aktivierung in diesen Gebieten deutlich weniger, während sie in der supplementärmotorischen Area deutlich zunahm.

D.h., wir haben eine komplexe Regulierung mit unterschiedlicher modularer Aktivierung des Kortex in Abhängigkeit vom spezifischen Bewegungsparameter (z.B. Geschwindigkeit, bewegtes Körpersegment), in Abhängigkeit von der spezifischen sensomotorischen Aufgabenqualität (selektive Fingerbewegungen, Zielbewegungen, Greifbewegungen, präzises visuomotorisches Nachfahren), aber auch in Abhängigkeit von der Geübtheit mit der jeweiligen motorischen Aufgabe. Diese Komplexität der Armbewegungskontrolle wäre zu berücksichtigen, wenn wir Störungen der Bewegungskontrolle bei Patienten untersuchen wollen bzw. auch bei deren Therapie.

Nun lässt sich auch fragen, ob durch längerfristiges wiederholtes Üben Repräsentationen für Bewegungen im Gehirn verändert bzw. verstärkt werden können. Bei einer Studie, in der gesunde Personen über mehrere Wochen täglich eine Fingerbewegungssequenz übten, zeigte eine Aktivierungsstudie mittels funktionellem Kernspin (fMRI), dass nach mehreren Wochen einerseits die geübte Fingersequenz viel effizienter, viel schneller erfolgen konnte, andererseits war mit der Ausführung dieser geübten Bewegung auch eine stärkere Aktivierung im motorischen Kortex sichtbar, verglichen mit einer gleich komplexen, aber nicht geübten Bewegungssequenz (Karni et al., 1995). D.h., das mehrwöchige Training konnte die kortikale Aktivierung für die geübte Sequenz verstärken. Auch in einer anderen Aktivierungsstudie mittels funktionellem Kernspin (fMRI) wurden ähnliche Effekte des motorischen Übens auf die kortikale Aktivierung im primären sensomotorischen Kortex beobachtet (Hlustík et al., 2004). Zehn gesunde Probanden übten für 3 Wochen mit der linken Hand entweder eine Tastenkombination mit ihren drei mittleren Fingern (feinmotorische Aufgabe) oder „Schwamm-Drücken" (grobmotorische Aufgabe). Während dieser 3 Wochen kam es zu einer Verbesserung der motorischen Leistung in den Aufgaben und zu einer vergrößerten Repräsentation der geübten Bewegungssequenz sowie einfacher Finger- und Handgelenksbewegungen im primär motorischen und sensorischen Kortex und – verstärkt bei der Gruppe mit feinmotorischem Training – zu einer stärkeren Überlappung von Aktivierungsarealen (für die untersuchten Bewegungen: Bewegungssequenz, Daumen-, Kleinfinger- und Handgelenksbewegung) während die somatotope Anordnung (Abstand der Schwerpunkte der untersuchten Bewegungen) sich nicht veränderte. Die Größe der kortikalen Bewegungsrepräsentationen korrelierte mit der motorischen Leistung bei der Sequenzaufgabe. D.h., auch hier konnte gezeigt werden, dass mehrwöchiges Üben kortikale Bewegungsrepräsentationen verstärken kann und dass diese Repräsentationen mit der motorischen Fertigkeit korrelieren. Diese Kenntnis ist für die Rehabilitation von großer Relevanz. Denn hier geht es ja darum, verlorene oder geschädigte Repräsentationen, u.a. für Bewegungen, durch Übungstherapie wider herzustellen.

Effekte der übungsbedingten Repräsentation im motorischen Kortex lassen sich auch durch Medikamente beeinflussen. Wenn wir mit der fokalen transkraniellen Magnetstimulation über dem Handareal eine Daumenbewegung erzeugen, so erfolgt die in eine spezifische Richtung. Üben wir nun eine Daumenbewegung exakt in der Gegenrichtung zu der durch die Magnetstimulation ausgeübten Richtung, so kann nach einem 30minütigen Training durch den Magnetimpuls an exakt der gleichen Stelle die jetzt trainierte Bewegungsrichtung ausgelöst werden. D.h., es gibt eine Veränderung der synaptischen Effektivität im motorischen Kortex zugunsten der beübten Bewegungsrichtung. Dieser Effekt kann durch eine einmalige Gabe von 10 mg Amphetamin zum einen deutlich beschleunigt werden und zum anderen durch die Amphetamin-Gabe auch in seiner Dauer anhaltender werden (Bütefisch et al., 2002). Trainings-induzierte Plastizität im motorischen Kortex kann also durch Medikation gefördert werden.

3.2. Schädigungs-spezifische Veränderungen der motorischen Kontrolle

Die bisher berichteten Ergebnisse bezogen sich auf Beobachtungen bei gesunden Tieren und Menschen. Im folgenden soll die Situation beim geschädigten Gehirn thematisiert werden.

Als Schädigung („Impairment“) versteht man im Sinne der internationalen Klassifikation von Funktionen, Behinderungen und Gesundheit (ICF; WHO, 2001) eine erkrankungsbedingte Störung einer Körperfunktion, wie etwa einer Störung der Kontrolle der Willkürbewegung, der Tastfunktion, der Sprachfunktion oder der Sehfunktion. Eine für die Rehabilitation interessante Frage ist, in welcher Weise die Funktion des Gehirns bei einer Schädigung verändert ist.

Exemplarisch soll hier die Frage gestellt werden, wie eine bestimmte Bewegung, z.B. die einer Dreiecksbewegung mit dem Zeigefinger, vom Gehirn kontrolliert wird bei Patienten, die entweder eine Lähmung, eine Sensibilitätsstörung, oder eine Apraxie haben. Ist bei der gleichen Bewegung die Bewegungskontrolle des Gehirns gleich oder unterschiedlich bei diesen Patienten ?

Mit Hilfe einer sogenannten multimodalen EEG-Analyse (Platz et al., 2000) können wir verschiedene hirnelektrische Phänomene untersuchen, die kurz vor einer Bewegung im Sinne der Bewegungsvorbereitung, aber auch während der Bewegung im Sinne der Kontrolle der Bewegungsausführung im Gehirn stattfinden. Einerseits können wir langsame Potentialveränderungen an der Großhirnoberfläche im Sinne von Negativierungen (DC-Potentiale) beobachten, die wahrscheinlich exzitatorische postsynaptische Potentiale an apikalen Dendriten von Pyramidenbahnzellen darstellen. Andererseits können wir aber auch Veränderungen von sensomotorischen Rhythmen, die wahrscheinlich aus Neuron- und Interneuronverbänden generiert werden, untersuchen. Solche Rhythmen finden sich in verschiedenen Frequenzbereichen und werden hier im Alpha- und Beta-Band getrennt untersucht. Dabei sehen wir, dass bis zu 2 Sekunden vor Bewegungsbeginn sensomotorische Rhythmen abnehmen (ereigniskorrelierte Desynchronisation), wobei die Abnahme der Alpha-Rhythmen bei Bewegungen insbesondere bilateral parietal stark ausgeprägt ist, während die Abnahme von sensomotorischen Rhythmen im Beta-Frequenzbereich etwas mehr anterior und bilateral, aber auch mesial zu sehen ist.

Wenn wir nun schauen, ob Patienten, die eine leichtgradige Armparese haben oder eine Sensibilitätsstörung für den Arm oder eine ideomotorische Apraxie in der Phase der Bewegungsvorbereitung bzw. in der Phase der Bewegungsausführung sich bezüglich dieser hirnelektrischen Phänomene bei Bewegungen von gesunden Kontrollpersonen unterscheiden, dann kann man hier eine schädigungsspezifische Veränderung der Funktionsweise des Gehirns feststellen. Bei Patienten mit leichter Parese sehen wir ein stärker fokusiertes Bereitschaftspotential, das etwas mehr nach vorne gerichtet ist. Bei Patienten mit einer Sensibilitätsstörung sehen wir insbesondere eine Reduktion ereigniskorrelierter Desynchronisation der sensomotorischen Rhythmen im Alpha-und Beta-Band, Patienten mit einer ideomotorischen Praxie zeigen eine Reduktion der DC-Potentiale, aber auch der Effekte auf die sensomotorischen Rhythmen bei Bewegungen einerseits in den linken posterioren Ableiteposition sowie fronto-mesial. D.h., in Abhängig von der klinischen Körperfunktionsstörung sehen wir eine veränderte Funktionsweise des Gehirns bei Bewegungsvorbereitung und Bewegungsausführung. Daraus lässt sich aber auch ableiten, dass das Problem der motorischen Kontrolle bei diesen Patientengruppen sehr unterschiedlich gelagert ist. Entsprechend wird vermutlich auch die jeweils geeignete Therapie unterschiedlich aussehen müssen. Therapieformen, die für die einzelnen Schädigungen spezifisch wären und das jeweilige Problem der motorischen Kontrolle spezifisch und effektiv behandeln könnten, sollen hier als Schädigungs-orientierte Therapien („Impairment-oriented Training") bezeichnet werden. Eine Voraussetzung für die Entwicklung Schädigungs-orientierter Therapieverfahren wäre die wissenschaftliche Charakterisierung des funktionellen Problems der Patientengruppe mit einer bestimmten Schädigung.

4. Motorische Defizite bei leichter und schwerer zentraler Armparese

Die Armparese findet sich als häufige Folgeschädigung nach einer Hirnschädigung wie z.B. dem Schlaganfall. Die Hemiparese gehört zu den bedeutsamen Prädiktoren der längerfristigen Behinderung. Die motorische Funktion des betroffenen Armes kann bis zu 50% der Varianz (Mercier et al., 2001) in der funktionellen Autonomie von Schlaganfall-Patienten erklären. Das Ausmaß der Schädigung der Armfunktion wenigen Wochen nach einem Schlaganfall ist mit der Stärke der Behinderung nach sechs Monaten assoziiert (Hankey et al., 2002; Meijer et al., 2003), z.B. was die Schwierigkeiten und den Hilfsbedarf bei den täglichen Verrichtung sowie bei der Ausübung sozialer Rollen angeht (Desrosiers et al., 2003). Die Armlähmung hat also einen signifikanten Einfluß darauf, ob Patienten nach einem Schlaganfall wieder ihren Alltag bewältigen.

Die Schwere der Armlähmung nach einem Schlaganfall ist jedoch kein normal verteiltes Phänomen. Die Armparese zeigt vielmehr eine bimodale Verteilung mit vielen Patienten mit entweder leichten oder schweren Armaktivitätslimitierungen (Nakayama et al., 1994; Wade et al., 1983). D.h., viele Patienten sind nicht in der Lage, ihren Arm funktionell einzusetzen, und eine gleich große Patientenanzahl kann bereits viele manuelle Aufgaben ausführen, ist dabei aber noch ungeschickt. Wir haben es also zumindest mit zwei Untergruppen von Schlaganfall-Patienten mit Armparese zu tun, die sehr unterschiedliche funktionelle Probleme aufweisen. Entsprechend ist es wahrscheinlich, daß für diese Untergruppen wenigstens zwei verschiedene Trainingsmethoden im Sinne einer Schädigungsorientierten Therapie erforderlich sind.

Zunächst sollen also getrennt für die schwere und die leichte Armparese die spezifische Schädigung, d.h. die Störung der motorischen Kontrolle, und ihre Konsequenzen für Aktivitäten näher charakterisiert werden.

4.1. Patienten mit schwerer Armparese

Patienten mit schwerer Armparese können ihren Arm oftmals im Alltag nicht oder nur sehr eingeschränkt einsetzen. Sie haben ein substantielles Problem in der Willkürmotorik mit einer erheblichen Beeinträchtigung, einzelne Gliedmaßensegmente zu bewegen oder zu stabilisieren, diese einzeln bzw. auch mehrere Segmente zu koordinieren und dynamische Bewegungsaspekte und Halteaktivität dabei zu integrieren.

Eine verzögerte, verminderte und weniger synchronisierte neurale Kontrolle von Muskeln ist eine Schlüsselbeeinträchtigung bei der zentralen Parese. Die Kraft und Entladungsfrequenz einzelner motorischer Einheiten ist reduziert und fluktuiert, Beginn und Ende einer Innervation sind verzögert und können einer erhöhten Ermüdbarkeit unterliegen (Freund et al., 1973; Young und Maier, 1982). Als Zeichen der gestörten Koordination der neuralen Kontrollen über Muskeleinheiten hinweg findet sich eine fehlende oder reduzierte Synchronisation motorischer Einheiten (Farmer et al., 1993).

Die Phänomene der gestörten motorischen Kontrolle bei der zentralen Parese sind allerdings wesentlich komplexer, als sie auf der Ebene der motorischen Einheiten dargestellt werden könnten.

Schlaganfall-Patienten sind im Bereich eines verkürzten, nicht vorgedehnten Muskels relativ schwächer (Ada et al., 2003). Es können Bereiche gefunden werden, in denen kein aktives Drehmoment produziert werden kann. Der Bereich, in dem reziprok organisierte Agonisten- und Antagonistenmuskelaktivität generiert werden kann, kann limitiert sein. Der Versuch, ein Drehmoment von Positionen außerhalb dieses Bereiches aktiver Bewegungsfähigkeit zu initiieren, kann zu exzessiver Muskelkoaktivierung führen, die typischwerweise keine oder eine paradoxe Bewegung in die umgekehrte Richtung bewirkt (Levin et al., 2000).

Ferner ist die Muskelschwäche intraindividuell über die verschiedenen Muskelgruppen hinweg unterschiedlich stark ausgeprägt (Colebatch und Gandevia, 1989). Dieser unterschiedliche Paresegrad kann zu nicht-intendierten Bewegungsmustern führen.Wenn ein Muskel für eine intendierte Bewegung sehr schwach ist, andere an diesem Gelenk wirkende Muskeln jedoch stärker, so kann bei einer Willkürbewegung ein von den letztgenannten Muskeln generiertes Drehmoment überwiegend werden und zu einer anderen als der intendierten Bewegung führen. Dies kann auch eine Erklärung für sogenannte „synergistische Bewegungen“ sein, die durch solche sekundären Drehmomente z.T. erklärt werden können (Lum et al., 2003). Oftmals ist auch das Problem einer limitierten und prolongierten Rekrutierung der Agonistenkontraktion bzw. einer verspäteten Beendigung der Agonistenkontraktion bei Bewegungsende ein wesentlicher Grund für die mangelnde Drehmomententwicklung im Sinne der intendierten Bewegung (Sahrmann und Norton, 1977). Zum Teil ist aber auch eine inadäqute Kokontraktion von Agonist und Antagonist die Ursache für die limitierte Drehmomentgenerierung (Knutsson und Martensson, 1980). Hier gemeint ist aber nicht die passive Muskelhypertonie im Antagonisten, die wahrscheinlich für die Störung der Willkürbewegungen eine geringere Rolle spielt (Fellows et al., 1994).

Die bewegungsanalytische Untersuchung von Multigelenksbewegung spiegelt die komplexen Störungen der motorischen Kontrolle wider. Hier zeigt sich insbesondere der geminderte aktive Bewegungsradius als wesentlicher Faktor der Beeinträchtigung (Kamper et al., 2002; Roby-Brami et al., 2003). Daneben ließen sich bewegungsanalytisch auch eine gestörte Schulter-Ellenbogenkoordination, eine vermehrte Bewegungssegmentierung und geringere Bewegungsgeschwindigkeit bei Zielbewegungen hemiparetischer Patienten nachweisen (Cirstea und Levin, 2000; Rohrer et al., 2002). Eine weitere Untersuchung eruierte, ob Kraft, Spastizität oder die Unfähigkeit zu isolierten (selektiven) Bewegungen bewegungsanalytische Auffälligkeiten bei Patienten mit chronischer Hemiparese erklären können (Zackowski et al., 2004). Die Autoren stellten fest, dass die Unfähigkeit zu isolierten (selektiven) Bewegungen den veränderten Bewegungspfad bei Zielbewegungen und ihre Ungenauigkeit am Ziel erklärten, während die Kraft mit der Geschwindigkeit der Bewegung in Zusammenhang gebracht werden konnte. Das Defizit der selektiven Bewegungsfähigkeit stellte also ein fundamentales motorisches Problem bei diesen Patienten dar.

Auch haben hemiparetische Patienten Schwierigkeiten, die passiven Interaktionsdrehmomente, die bei Multigelenksbewegungen auftreten, im vorhinein bei der motorischen Kontrolle adäquat zu berücksichtigen (Beer et al., 2000). Solche passive Interaktionsdrehmomente treten aufgrund von Schwerkraft-bedingter Trägheit auf und werden normalerweise vom Gehirn vorausschauend kompensiert. Die antizipatorische Kontrolle für Armbewegungen ist aber nicht nur für Kräfte innerhalb des Armes beeinträchtigt, sondern auch für Kräfte, die von außen auf den Arm einwirken (Takahashi und Reinkensmeyer, 2003).

Bei einer Untersuchung von Fingerbewegungen bei chronischen Schlaganfallpatienten war der „Arbeitsraum" bei Fingerbewegungen in Abhängigkeit von der Schwere der Parese reduziert (Cruz et al., 2005). Zudem war die Möglichkeit (isometrisch) Kraft zu generieren bei schwerer betroffenen Patienten für die Fingerextension stärker limitiert als für die Fingerflexion. Auch war bei diesen Patienten die Muskelaktivierung beeinträchtigt, die Abhängigkeit der Muskelaktivierung von der Bewegungsrichtung war nämlich reduziert mit der Tendenz, dass Muskeln unabhängig von der Bewegungsrichting aktiviert wurden. Diese Befunde stellen für Fingerbewegungen deutlich dar, dass sowohl die selektive Muskelaktivierung als auch der aktive Bewegungsradius bei der schweren Parese deutlich reduziert sind, wobei auch eine Abhängigkeit der Parese von der Bewegungsrichring dokumentiert wurde.

Patienten mit Hemiparese und länger bestehender Spastik zeigen auch Veränderungen ihrer passiven mechanischen Muskeleigenschaften. Diese haben Anteil am erhöhten Muskeltonus, der zusätzlich zu den vielen genannten zentralen Mechanismen gestörter neuraler Kontrolle auch Bewegungen erschweren kann (Dietz et al., 1981, Hufschmidt und Mauritz, 1985).

Zusammenfassend läßt sich sagen, daß Patienten mit einer schweren Armlähmung eine Schwäche (aktive Drehmomentsproduktion) zeigen, die in Relation zur Muskellänge und über Muskel hinweg variiert, sie haben einen reduzierten aktiven Bewegungsradius mit Bewegungsverlangsamung und vermehrter Segmentierung von Bewegungen, ein Ungleichgewicht von Drehmomentsgenerierung über Muskelgruppen hinweg mit weniger selektiver Muskelaktivierung, ein Defizit der Multigelenkskoordination in Bezug sowohl auf aktive als auch passive Interaktionsdrehmomente und eine reduzierte antizipatorische Kontrolle für von außen kommende Kräfte. Auf der Ebene individueller Muskeln zeigen sie eine reduzierte Kraftproduktion, eine verlängerte Kontraktion und eine verzögerte Kontraktionsbeendigung sowie ein Defizit, die Kraft rasch zu modulieren. Eine erhöhte Antagonistenaktivität kann beobachtet werden. Die motorischen Einheiten haben eine reduzierte Entladungsfrequenz, eine erhöhte Kontraktionszeit, sie sind mehr ermüdbar und weniger synchronisiert. Die mechanischen Muskeleigenschaften können mit der Zeit verändert sein und zu einer erhöhten Muskelsteifigkeit im chronischen Stadium führen.

Ein Schädigungs-orientiertes Training sollte daher spezifisch die Wiederherstellung dieser geschädigten Funktionen zum Ziel haben, nämlich den vollen aktiven Bewegungsradius aller Gliedmaßensegmente wiederherzustellen, die schnelle Kraftgeneration und die schnelle Modulation derselben zu verbessern, die Selektivität und die Ausdauer der motorischen Kontrolle zu fördern und die adäquate Drehmomentgenerierung über Muskelgruppen hinweg und damit eine bewegungsrichtungsabhängige Muskelaktivierung wiederherzustellen, die Multigelenkskoordination zu fördern, die nicht-segmentierte und glatte Bewegung zu erreichen sowie eine adäquate antizipatorische Kontrolle für externe Kräfte.

4.2. Patienten mit leichter Armparese

Patienten mit leichter Armparese haben einen fast vollen aktiven Bewegungsumfang und eine weitgehend normale Kraftproduktion und können entsprechend ihren Arm für viele Alltagsaufgaben benutzen. Sie sind dabei aber oftmals noch verlangsamt und wirken klinisch ungeschickt.

Die motorischen Anforderungen im täglichen Leben erfordern komplexe und unterschiedliche sensomotorische Fähigkeiten wie Geschwindigkeit, Fraktionierung von Gliedmaßensegmentsbewegungen, Griffbildung und manuelle Geschicklichkeit bei der Manipulation von Objekten, Zielorientierung von Bewegungen oder präzise visuomotorische Kontrolle, die jeweils in unterschiedlichen Kombinationen bei Aufgaben des täglichen Lebens erfordert werden (Jeannerod, 1997; Passingham, 1997; Schieber, 1999).

Hirnaktivierungsstudien zeigen, daß Netzwerke von Hirnaktivierung unterschiedlich rekrutiert werden, wenn unterschiedliche sensomotorische Fähigkeiten erfordert werden. Die Variation von Fingerbewegungsgeschwindigkeit verändert die Aktivierung des primären sensomotorischen Kotrex (Schlaug et al., 1994). Zielbewegungen aktivieren Hirnnetzwerke, die durch die Aufgabenschwierigkeit modifiziert werden. D.h., die Hirnaktivität unterscheidet sich bei mehr oder weniger schwierigen Zielbewegungsaufgaben (Winstein et al., 1997). Bewegungen, die eine Griffkontrolle erfordern, aktivieren ein Gebiet im intraparietalen Sulcus (Binkofski, 2001). Visuomotorische Aufgaben, wie das Nachfahren eines Labyrinthes, aktivieren spezifisch den rechten prämotorischen Kortex (van Mier et al., 1998). Diese Beispiele illustrieren die Komplexität der sensomotorischen Armkontrolle und zeigen, daß die jeweils notwendige Kontrolle durch das Gehirn entsprechend der spezifischen Aufgabenanforderung variiert.

Nun könnte man fragen, welche sensomotorischen Kontrollaspekte bei Patienten mit leichter Parese defizitär sind. Laboruntersuchungen mit solchen Patientengruppen zeigten, daß die motorische Kontrolle in Bezug auf Geschwindigkeit und Präzision bei verschiedenen motorischen Aufgaben, die verschiedene sensomotorische Fähigkeiten erfordern, noch beeinträchtigt sind (Platz et al., 1994; Platz et al., 1999). D.h. daß die Beeinträchtigung der Patienten nicht auf einen spezifischen Aspekt der motorischen Kontrolle wie z.B. die Geschicklichkeit bei der Objektmanipulation, die Geschwindigkeit isolierter Hand- oder Fingerbewegungen, die Arm-Hand-Ruhe, die Zielorientiertheit von Bewegungen oder die präzise visuomotorische Kontrolle gemindert ist. Das Defizit betrifft vielmehr alle diese sensomotorischen Fähigkeiten. Daher manifestiert sich das funktionelle Defizit der Patienten mit leichter Armparese in vielen verschiedenen Alltagsaufgaben, die ein gewisses Maß an Geschwindigkeit und Präzision erfordern. Entsprechend haben diese Patienten einen höheren Zeitbedarf bei Aktivitäten des täglichen Lebens, die mit dem Arm ausgeführt werden (Platz et al., 2001b).

Nun gäbe es für diese mehr generelle Natur des motorischen Kontrolldefizites zwei alternative Erklärungsmechanismen: Zum einen könnte die reduzierte motorische Leistung durch eine reduzierte Automatizität der Bewegungskontrolle und damit einen erhöhten Aufmerksamkeitsbedarf erklärt werden. Denn der Patient, der diese sensomotorischen Leistungen zu einem gewissen Grade „neu“ erlernen muß, braucht wie jeder Lernende evtl. noch mehr Aufmerksamkeit beim Erbringen der sensomotorischen Leistung, die aber an sich schon wieder „funktioniert“. Alternativ könnte aber auch eine reduzierte Leistungsfähigkeit (Effizienz) innerhalb des sensomotorischen Systems selbst das Kontrolldefizit darstellen und eben nicht eine Interaktion mit Aufmerksamkeitssystemen. Die Erklärung wäre dann nicht die reduzierte Automatizität der Bewegungskontrolle, sondern eine noch geminderte sensomotorische Leistung.

Diese Frage wurde spezifisch für eine Patientengruppe mit leichter Armparese untersucht. Diese Patienten hatten, wenn sie zwei motorische Aufgaben gleichzeitig ausführen sollten, im Vergleich zu einer entsprechenden Kontrollgruppe keinen Hinweis für einen erhöhten Aufmerksamkeitsbedarf bei Bewegungen, waren aber bei Bewegungen verlangsamt und zeigten mehr Variabilität bei Bewegungswiederholungen (Platz et al., 2001a). Entsprechend mußte angenommen werden, daß die Effizienz des sensomotorischen Systems selbst noch reduziert war.

Zusammenfassend läßt sich sagen, daß Patienten mit leichter Armparese eine reduzierte Effizienz sensomotorischer Kontrollprozesse über verschiedene Modalitäten der motorischen Kontrolle (Fähigkeiten) haben, nämlich bezüglich der Geschwindigkeit bei der Manipulation von Gegenständen, der Geschwindigkeit isolierter Hand- und Fingerbewegungen, der Handruhe, der Zielorientiertheit von Bewegungen und der präzisen visuomotorischen Kontrolle.

Ein Schädigungs-orientiertes Training sollte daher spezifisch darauf abzielen, die Effizienz aller dieser sensomotorischen Fähigkeiten zu verbessern.

Wenn das erreicht werden könnte, dann wären die Patienten bei Alltagsbewegungen mit dem Arm wieder geschickter, d.h. schneller und präziser.

5. Schädigungs-orientierte Trainingsstrategien bei zentraler Armparese

Basierend auf der detaillierten Charakterisierung motorischer Defizite bei leichter und schwerer zentraler Armparese gibt es zwei Trainingsverfahren, die diese Störung der motorischen Kontrolle spezifisch, umfassend und alltagsrelevant behandeln. Das Arm-BASIS-Training wurde für Patienten mit schwerer Armparese entwickelt, das Arm-Fähigkeits-Training für Patienten mit leichter Armparese.

5.1. Das Arm-BASIS-Training

Die basale Fähigkeit, unseren Arm in komplexen Bewegungsmustern zu bewegen, basiert auf unserer Fähigkeit, Armsegmente einzeln oder kombiniert sowohl zu stabilisieren als auch zu bewegen, und zwar in der subjektiven Wahrnehmung leicht, schnell, glatt, präzise und auch gegen externe Kräfte. Die enorme Variabilität möglicher Armbewegungen basiert sowohl auf den verschiedenen möglichen Gelenksbewegungen als auch den verschiedenen Muskelgruppen, die sowohl Gelenke stabilisieren als auch Armsegmente bewegen. Diese Fähigkeit ist bei Patienten mit schwerer Armparese schwer beeinträchtigt. Das Schädigungs-orientierte Training in Form des Arm-BASIS-Trainings möchte diese Aspekte der Schädigung verbessern und die entsprechenden Funktionen wiederher-stellen, da sie für die Limitierungen bei Verrichtungen des täglichen Lebens bei Patienten mit schwerer Armparese ursächlich sind (Chae et al., 2002a; Chae et al., 2002b; Desrosiers et al., 2003; Mercier et al., 2001).

Das Arm-BASIS-Training wurde von der Physiotherapeutin Christel Eickhof entwickelt (Eickhof, 2001). Es wurde als Schädigungs-orientierte Behandlungsmethode für Patienten mit schwerer Armparese wegen der nachfolgend genannten wissenschaftlichen Begründung und einem positiven klinischen Wirksamkeitsnachweis selektiert.

Das Arm-BASIS-Training ist ein systematisches repetitives Training, das beabsichtigt, den vollen aktiven Bewegungsumfang aller Gliedmaßensegmente des Armes wiederherzustellen, die schnelle Kraftgeneration und ihre schnelle Modulation zu verbessern, die Selektivität und die Ausdauer der motorischen Kontrolle zu fördern, eine nicht segmentierte Bewegung, die Kombination von sowohl Halteaktivität als auch dynamischer Bewegungskontrolle, Multigelenkskoordination sowie die adäquate Kontrolle bei Einwirkung von äußeren Kräften wiederherzustellen.

Des weiteren berücksichtigt das Arm-BASIS-Training spezifische Probleme bei Patienten mit schwerer Armparese wie eine abnorme Drehmomentkonstellation für einzelne Gliedmaßensegmente und über Gelenke hinweg. Diese können durch eine unterschiedlich starke Ausprägung der Paresen oder eine veränderte Agonisten-Antagonisten-Kontrolle oder eine pathologisch erhöhte Reaktion der paretischen Muskelgruppen auf Dehnungsreize begründet sein.

Patienten mit schwerer Armparese lernen spontan, die ihnen verbleibenden Ressourcen der motorischen Kontrolle im Alltag funktionell zu nutzen. In der Konsequenz führt es dazu, daß hemiparetischen Patienten z.T. andere Gelenkbewegungsmuster als gesunde Patienten generieren, bei den einzelnen Gelenken stärker, andere weniger stark bewegt werden und teilweise auch zusätzlich Freiheitsgrade rekrutiert werden wie z.B. kompensatorische Rumpfbewegungen (Michaelsen et al., 2001; Roby-Brami et al., 2003). Da diese Nutzung der verbliebenen Ressourcen im Alltag nützlich ist, ist es wahrscheinlich, daß diese Bewegungsmuster spontan verstärkt werden. Es könnte aber sein, daß die verstärkte Nutzung solcher Muster dazu führt, daß anderes Bewegungsverhalten, was dadurch nicht geübt wird, in seiner Wiederherstellung auch weniger gut entwickelt, als dies prinzipiell möglich wäre. Das Arm-BASIS-Training versucht daher, alle Bewegungsmöglichkeiten im Arm in einer sehr systematischen Weise wiederherzustellen, um so möglichst umfassend Armfunktionalität zu fordern.

Das Training ist in drei konsekutiven Stufen angelegt:

1. selektive Innervation für isolierte Bewegungen ohne Halteaktivität,

2. selektive Innervation für isolierte Bewegungen mit Halteaktivität,
3. selektive Innervation für komplexe Bewegungen mit Halteaktivität.

Bei jeder Stufe werden die verschiedenen Freiheitsgrade des Armes in systematischer Weise repetitiv beübt. In der Stufe 1 werden Eingelenksbewegungen mit konzentrischen Kontraktionen beübt, aber nicht gegen die Eigenschwere. Ziel von Stufe 1 ist es, die (schnelle und kraftvolle und nicht segmentierte, also glatte) dynamische Bewegungskontrolle über das gesamte Bewegungsausmaß einzelner Gelenke ohne Halteaktivität wiederherzustellen. Eingelenksbewegungen werden auch bei der Stufe 2 des Arm-BASIS-Trainings therapiert. Jetzt werden aber dynamische Aktivität und Halteaktivität kombiniert, wenn der Patient konzentrische, exzentrische und später auch isometrische Kontraktionen gegen und mit der Schwerkraft, gegen Widerstand ausführt bzw. wenn der Patient den Arm mit zusätzlichen Gewichten bewegt. Ziel ist jetzt, das volle aktive Bewegungs-ausmaß für einzelne Gelenke als auch ihre posturale Stabilisierung sowohl unter dem Einfluß des Eigengewichts des Armes als auch unter Einfluß externer Kräfte bzw. Gewichte wiederherzustellen. Multigelenksbewegungen erfordern komplexe Innervationsmuster. Diese werden spezifisch in Stufe 3 des Arm-BASIS-Trainings trainiert. Hier müssen Kombinationen von konzentrischen, exzentrischen und isometrischen Kontraktionen über die verschiedenen Armsegmente koordiniert werden. Ziel dieser Phase ist es, gut koordinierte Multigelenksbewegungen sowohl unter dem Einfluß der Eigenschwere des Armes als auch unter Einfluß externer Kräfte und Gewichte wiederherzustellen. Während ist nicht möglich ist, alle möglichen Multigelenksbewegungen zu trainieren, werden beim Arm-BASIS-Training eine Reihe von Multigelenksbewegungsmustern trainiert, die für viele Alltagssituationen relevant sind.

Neben diesen spezifischen Aspekten des Trainings gibt es aber auch mehr generelle Aspekte, die für seinen Erfolg bedeutsam sein können.

Patienten mit schwerer Armparese haben große Schwierigkeiten dabei, ihren Arm zu bewegen. Das Arm-BASIS-Training reduziert zunächst die Komplexität von Bewegung und Bewegungskontrolle und erlaubt damit dem Patienten, einzelne motorische Kontrolleaspekte wieder neu zu lernen, ohne gleichzeitig die im natürlichen Kontext erforderliche Komplexität an Kontrolle bereits zu Beginn schon zu verlangen. Das Training reduziert nämlich die Erfordernisse an die motorische Kontrolle, indem es einerseits zunächst nur dynamische und nicht die Kombination von dynamischer Aktivität und Halteaktivität erfordert, indem zunächst nur einzelne Gelenksbewegungen beübt werden und dadurch, daß der Patient auch keinen Erfolg bei der Bewegung haben muß. Denn der Therapeut substituiert für die Anteile einer geplanten und trainierten Bewegung, die der Patient noch nicht selbst generieren kann. Durch die Reduktion der Komplexität verstärkt das Training evtl. die Möglichkeit, daß diese elementaren Fähigkeiten der selektiven motorischen Kontrolle wieder erlernt werden. Im Weiteren werden dann aber zunehmend mehr komplexe Kontrollmuster trainiert und wiederhergestellt.

Des weiteren könnte es sein, daß nicht nur die aktive Bewegung beim Training, sondern auch die Implementierung von internen Modellen für die motorische Kontrolle und das beim Training generierte sensomotorische Feedback die Wiederherstellung der Funktion fördern. Denn die Patienten werden in einer sehr standardisierten und oft wiederholenden und strukturierten Art aufgefordert, spezifische einzelne Bewegungen auszuführen, was die Etablierung interner Modelle für die antizipatorische Kontrolle solcher Bewegung fördern kann. Außerdem substituiert der Therapeut für das Unvermögen, Bewegungen oder Bewegungsteile auszuführen. D.h., der Patient erhält auch bei mangelnder aktiver Bewegungsfähigkeit in Kombination mit der Bewegungsintention ein visuelles und somatosensorisches Feedback über die tatsächlich geforderte Bewegung (wie sie teilweise passiv vom Therapeuten ausgeführt wird). D.h., das Training könnte, da es repetitiv gestaltet ist, durchaus diese Komponenten und ihre Verknüpfung miteinander verstärken. Die gestörte Willkürkontrolle mit mehr segmentierten Bewegungen und der nicht adäquaten Drehmomentsgenerierung an einzelnen Gelenken und über Gelenke hinweg wird auch dadurch beeinflußt, daß der Therapeut dem Patienten beim Training über sein tatsächliches Bewegungsverhalten und das eigentlich angestrebte Bewegungsverhalten unmittelbar Rückmeldungen gibt. Diese trainingsspezifische Rückmeldung über die Art und Weise der Bewegung kann das Bewußtsein des Patienten über seine Bewegungskontrolle verstärken und die Wiederherstellung der motorischen Fähigkeiten fördern, während das spontane adaptive Verhalten, das nicht mit dem gewünschten Bewegungsverhalten in Übereinstimmung ist, eher abgeschwächt wird.

5.2. Das Arm-Fähigkeits-Training

Patienten mit leichter Armparese haben einen zumindest fast vollständigen aktiven Bewegungsradius in den einzelnen Gliedmaßenabschnitten und die Fähigkeit, dynamische Kontrolle und Halteaktivität bei Multigelenksbewegungen zu koordinieren. Nichtsdestotrotz wirken sie bei vielen motorischen Aufgaben, die den betroffenen Arm involvieren, noch verlangsamt und ungeschickt, d.h., die Geschwindigkeit und die Präzision, mit der sie motorische Aufgaben ausführen können, ist noch reduziert. Oftmals handelt es sich hierbei um die Patienten, die in ihren vormaligen Alltag zurückkehren können, einschließlich ihrer beruflichen Situation. Dort stellen diese klinisch eher leichtgradigen motorischen Defizite jedoch eine erhebliche Behinderung dar, weil diese Personen mit den hohen Anforderungen der täglichen Aktivitäten an die sensomotorischen Fähigkeiten zurechtkommen müssen.

Das Arm-Fähigkeits-Training adressiert spezifisch und umfassend die motorischen Kontrolldefizite dieser Patienten. Außerdem beinhaltet das Arm-Fähigkeits-Training Elemente, die ganz gezielt den Transfer des Erlernten von der Therapiesituation in die Alltagssituation fördern. Hierzu gehört das Konzept der Armfähigkeiten, das explizite Therapieziel der Leistungssteigerung der sensomotorischen Effizienz, die repetitive Struktur des Trainings,die beim Training immer wieder gegebene Rückmeldung über das Resultat von Bewegungen sowie die systematische Variation der Schwierigkeit der Trainingsaufgaben.

Eine grundsätzliche Problematik in der Rehabilitation stellt der Transfer von der Trainingssituation in den Alltag dar. D.h., es ist nicht immer gegeben, daß das, was in der Therapie trainiert wird und sich dort verbessert, tatsächlich im Alltag zu einer Funktionsverbesserung beiträgt. Umgehen ließe sich dieses Problem, wenn in der Therapie tatsächlich alle Alltagsaufgaben konkret therapiert werden könnten. Dies ist jedoch wegen der Vielfalt der für die Armmotorik relevanten Aufgaben im Alltag, die sich auch von Patient zu Patient stark unterscheiden, in der klinischen Praxis in der Regel nicht möglich. Das Arm-Fähigkeits-Training versucht nun, ähnlich umfassend zu therapieren, indem es Trainingsaufgaben wählt, die verschiedene Armfähigkeiten gezielt adressieren und trainieren. Mit Armfähigkeiten sind hier verschiedene, von einander unabhängige sensomotorische Kompetenzen gemeint, die Grundkompetenzen darstellen, die bei jeder spezifischen Armmotorikaufgabe dann in unterschiedlicher Konstellation benötigt werden. Irgendeine spezifische Armaufgabe könnte also als eine spezifische Kombination von Armfähigkeitsanforderungen betrachtet werden. Beispiele für diese Fähigkeiten sind die grobe manuelle Geschicklichkeit, die feine manuelle Fingergeschicklichkeit, die Arm-Hand-Ruhe, die Zielorientiertheit von Bewegungen, die Fähigkeit, den Arm präzise visuomotorisch zu führen und die Geschwindigkeit von Finger- und Handbewegungen. Solche Fähigkeiten wurden aufgrund von faktorenanalytischen Untersuchungen der motorischen Leistung von gesunden Personen über viele motorische Aufgaben hinweg postuliert (Fleishman, 1964; Fleishman, 1965; Fleishman, 1967). In bezug auf die neurowissenschaftliche Fundierung dieses Gedankens ist es vielleicht wichtiger, daß die neurophysiologische Kartierung des Gehirns im Sinne der funktionellen Spezialisierung und die funktionelle Bildgebung beim Menschen diese Betrachtungsweise unterstützt, daß die motorische Kontrolle modular organisiert ist und bezüglich verschiedener sensomotorischer Anforderungen eine Speziali-sierung von Hirnnetzwerken beobachtet werden kann (Jeannerod, 1997; Passingham, 1997; Schieber, 1999). Wie im vorangegangenen Kapitel näher ausgeführt, haben Patienten mit leichter Armparese noch Limitierungen dieser motorischer Fähigkeiten (Platz et al., 1994; Platz et al., 1999). Daher adressiert das Arm-Fähigkeits-Training ganz bewußt diese verschiedenen Fähigkeiten. Dies hat den Vorteil, daß eine Verbesserung dieser Fähigkeiten sich in einer verbesserten sensomotorischen Leistung bei vielen verschiedenen motorischen Aufgaben des täglichen Lebens manifestieren würde.

Eine motorische Leistung, nämlich der Effekt einer Bewegung, läßt sich durch ihre Geschwindigkeit und Präzision charakterisieren. Wenn eine

Person oder ein Patient ein bestimmtes Leistungsniveau hat und versucht, eine Aufgabe möglichst schnell und entsprechend spezifischer Präzisionsanforderungen durchzuführen, dann gibt es eine umgekehrte Beziehung von Geschwindigkeit und Präzision. D.h., er kann Aufgaben zwar schneller durchführen, wird dann aber weniger präzise oder aber er kann Aufgaben präziser durchführen, wird dabei aber diese nur langsamer ausführen können. Wenn es nun darum ginge, das Leistungsniveau zu verbessern, dann würde das erfordern, daß die Geschwindigkeit zunimmt, ohne daß die Präzision abnimmt, oder daß die Präzision der Bewegung zunimmt, ohne daß die Geschwindigkeit reduziert wird. Die im Kapitel 4 beschriebenen motorischen Defizite der Patienten mit leichter Armparese, nämlich die reduzierte sensomotorische Effizienz wäre also durch ein niedrigeres Niveau der motorischen Leistung charakterisiert. Explizites Trainingsziel für das Arm-Fähigkeits-Training ist, die motorische Leistung, die motorische Effizienz, zu verbessern, d.h. daß der Patient bei den Trainingsaufgaben präziser und schneller wird. Wenn dieses Ziel erreicht ist, kann das Leistungsniveau für die verschiedenen beübten motorischen Fähigkeiten verbessert werden. Aus dem Gesagten wird auch klar, daß die alleinige Wiederholung der Trainingsaufgaben auf einem bestimmten Leistungsniveau nicht als optimaler Anreiz für die Wiederherstellung der sensomotorischen Effizienz beim Arm-Fähigkeits-Training erachtet werden kann. Entsprechend werden Geschwindigkeit und Präzision der Bewegungsausführung (und nicht so sehr das Gelenksbewegungsmuster) und die Verbesserung der Geschwindigkeit und Präzision beim Training als generelles Trainingskonzept fortlaufend betont, dem Patienten bewußt verdeutlicht und zwar im Sinne der verbalen Instruktion, aber auch durch eine intermittierende Rückmeldung über das Bewegungsergebnis während des Trainings.

Für jeden Aufgabentyp getrennt erhält der Patient nämlich während des Trainings nach einzelnen Trainingsblöcken für diese Aufgabe eine Rückmeldung darüber, ob er sich in dieser Trainingssitzung bezüglich seiner motorischen Leistung verbessert oder verschlechtert hat. Daneben erhält er nach Abschluß eines bestimmten Trainingsaufgabentyps die Rückmeldung darüber, ob er sich bei diesem Aufgabentyp bezüglich seiner motorischen Leistungen in den bisherigen Trainingstagen verbessert hat. D.h., er erhält aufgabenspezifisch ein Feedback über die Entwicklung seines motorischen Leistungsniveaus.

Die repetitive Struktur des Trainings ist ein weiterer Faktor, der beim Arm-Fähigkeits-Training bewußt angewandt wird, um das motorische Lernen zu fördern. Motorisches Lernen ist bekanntermaßen davon abhängig, daß viele Wiederholungen der Aspekte erforderlich sind, die motorisch gelernt werden sollen (Asanuma und Keller, 1991; Karni et al., 1995). Beim Arm-Fähigkeits-Training werden die Trainingsaufgaben in einer hoch-strukturierten Weise wiederholend geübt.

Jeder einzelne motorische Aufgabentyp, wie z.B. eine Zielbewegung, die die Zielorientiertheit der Armmotorik trainiert, kann entweder leichter oder schwerer gestaltet werden. Eine schwierigere Zielbewegung hätte z.B. einen kleineren Zielpunkt, eine leichtere Zielbewegung einen größeren Zielpunkt. Wenn wir das motorische System nur innerhalb eines engen Bereiches von Schwierigkeiten für einen Aufgabentyp trainieren, dann wird das motorische System wahrscheinlich nach dem Training für diesen Bereich eine verbesserte Leistungsfähigkeit erzielt haben. Es kann aber nicht unbedingt davon ausgegangen werden, daß andere Schwierigkeitsbereiche dieses Aufgabentyps in ähnlicher Weise eine Leistungssteigerung durch das Training erfahren. Wenn wir aber die Schwierigkeiten bezüglich eines Aufgabentypes in der Trainingssituation systematisch von leichten Aufgaben bis sehr schweren Aufgaben variieren, dann hat das System eine Chance, die motorische Leistung über einen breiten Bereich von motorischen Schwierigkeiten zu steigern. Damit wäre auch der Alltagstransfer einer gesteigerten motorischen Leistungsfähigkeit eher gewährleistet. Als Konsequenz sind die Aufgaben beim Arm-Fähigkeits-Training so strukturiert, daß jeweils eine Variabilität der Aufgabenschwierigkeit erfolgt.

Das Arm-Fähigkeits-Training enthält also konzeptuell verschiedene Aspekte, die dazu führen, daß die sensomotorische Effizienz bei Patienten mit leichter Armparese gezielt, umfassend und möglichst in einer Weise, die sich in den Alltag transferiert, beübt wird. Dazu gehören, wie bereits ausgeführt, das Konzept der Fähigkeiten, das explizite Ziel der motorschen Leistungssteigerung, die Repetition als wichtiges Element für das

Fördern von motorischer Leistung, die Variation der Aufgabenschwierigkeit und die intermittierende Rückmeldung über das Leistungsniveau beim Training.

6. Evidenzbasierte Armrehabilitation

In Kapitel 11 ist für das vertiefende Studium die in diesem Buch zitierte Literatur bibliographisch nachgewiesen. Evidenzbasierte Medizin (EBM) ist der bewußte, explizite und angemessene Einsatz der gegenwärtig besten Evidenz bei Entscheidungen über die medizinische Versorgung einzelner Patienten (Sackett et al., 1996). In der klinischen Praxis stellt sich die Frage, welche der vielen verschiedenen möglichen Therapieoptionen für einen bestimmten Patienten jeweils am ehesten geeignet ist. Diese Entscheidung wird von den persönlichen Referenzen des Patienten, den ärztlichen und therapeutischen Erfahrungen und den jeweils vorhandenen strukturellen Gegebenheiten geprägt. Wünschenswert wäre, daß die gegenwärtig beste Evidenz über die Wirksamkeit der verschiedenen therapeutischen Optionen auch in die Entscheidung einfließt. Im Rahmen einer systematischen Literatursuche und Literaturbewertung wurden die Wirksamkeitsnachweise für die Armrehabilitation nach einem Schlaganfall für veschiedene Übungstherapieformen und die neuromuskuläre Elektrostimulation als Übersicht dargestellt (Platz, 2003). Ziel der systematischen Literatursuche war es, alle Referenzen zu finden, die klinische Wirksamkeitsprüfung aktiver übungstherapeutischer oder neuromuskulär elektrisch stimulierender Verfahren für lähmungsbedingte Schädigungen des Armes und daraus resultierenden Aktivitätslimitierungen bei Patienten, die einen zerebrovaskulären Insult erlitten hatten, beinhalten. Basierend auf einer systematischen Medline-Recherche und informellen Literaturquellen wurden 40 Referenzen identifiziert, die als systematischer Review, Metaanalyse, randomisierte kontrollierte Studie oder kontrollierte Kohortenstudie die entsprechende klinische Prüfungen beinhalteten. Die Ergebnisse konnten in drei Bereichen zusammengefaßt werden:

1. Vergleich physiotherapeutischer Schulen,
2. Effekt der Trainingsintensität und
3. Wirksamkeit spezifischer Methoden für Patientensubgruppen.

Bis auf des „Motor Relearning Programme“, einem aufgabenorientierten Training, fanden sich keine Hinweise auf eine unterschiedliche Wirksamkeit der etablierten physiotherapeutischen Schulung.

Eine Steigerung der Trainingsintensität kann nach der vorliegenden Literatur die motorische Erholung beschleunigen.

Für spezifische Subgruppen von Patienten finden sich in der Literatur wirksame Armrehabilitationsmethoden: Für Patienten mit leichten Defiziten der Fein- und Zielmotorik ist das Arm-Fähigkeits-Training zu erwähnen, dessen Wirksamkeit weiter unten näher ausgeführt wird. Für Patienten mit partiellen funktionellen Einschränkungen des Armes und gelerntem Nicht-Gebrauch des betroffenen Armes führt das Taub'sche Training („Constraint Induced Movement Therapy“) zu einem verstärkten Gebrauch des betroffenen Armes im Alltag. Für Patienten mit schwerer Armlähmung und erheblich beeinträchtigter Willkürinnervation finden sich Hinweise, daß repetitive sensomotorische Trainingsverfahren, EMG-Biofeedback-Therapie, funktionelle Elektrostimulation und robotassistierte Trainingsverfahren zur Minderung der lähmungsbedingten motorischen Kontrolldefizite führen können.

Die vorliegende Evidenz legt also nahe, daß am ehesten durch Therapieverfahren die spezifischen Problemkonstellationen des zentralparetischen Armes konzipiert sind, ein Therapieerfolg erreichbar ist. Andererseits zeigen sie, daß durch entsprechend spezifische Therapieverfahren tatsächlich funktionelle Verbesserungen und eine Wiederherstellung der motorischen Kontrolle erzielt werden kann.

Auch für das Arm-BASIS-Training und das Arm-Fähigkeits-Training liegen Wirksamkeitsnachweise vor, die nun zusammenfassend dargestellt werden sollen.

Die klinische Wirksamkeit des Arm-BASIS-Trainings wurden in einer einfach blinden randomisierten kontrollierten Studie untersucht. Dabei wurde eine repräsentative Stichprobe von 60 Schlaganfallpatienten mit mittlerer bis schwerer Armparese randomisiert, d.h. zufällig, auf drei Gruppen verteilt. Alle Patienten befanden sich in stationärer neurologischer Rehabilitationsbehandlung. Die drei Gruppen erhielten entweder 1. keine zusätzliche Armrehabilitation (neben der üblichen stationären Rehabilitationsbehandlung) oder 2. eine zusätzliche Intensivierung der Armrehabilitation gemäß der Bobath-Therapie oder 3. als Arm-BASIS-Training.

Die zusätzliche Therapie umfaßte 20 45minütige Trainingseinheiten über einen Zeitraum von vier Wochen. Vor und nach diesem Beobachtungs- und Behandlungszeitraum von vier Wochen wurde mit dem Fugl-Meyer-Test geprüft, wie groß die motorische Erholung war. Der Fugl-Meyer-Test mißt die selektive aktive Bewegungsfähigkeit des Armes. Patienten, die das Arm-BASIS-Training erhielten, hatten stärkere Verbesserungen beim Fugl-Meyer-Test als die beiden anderen Gruppen (Platz et al., 2005b). Entsprechend kann davon ausgegangen werden, daß das Arm-BASIS-Training die Bewegungskontrolle des Armes im Sinne der Wiederherstellung gezielt fördern kann.

Dies ist umso bedeutsamer, wenn man bedenkt, dass in einer systematischen Bewertung bislang durchgeführter Studien zur Rehabilitation nach Schlaganfall ähnliches nicht dokumentiert werden konnte: Eine Metanalyse über vormalige Studien zum Effekt zusätzlicher Therapie(zeit) konnte keinen signifikanten Effekt auf die Armfunktion nachweisen (Kwakkel et al., 2004).

In einer Studie mit der transkraniellen Magnetstimulation konnte ferner gezeigt werden, dass die Patienten, die das Arm-BASIS-Training erhielten, nach dem Training eine systematische Verschiebung des „Schwerpunktes“ der Kartierung des motorischen Kortex nach medial hatten (Platz et al, 2005c). Es erscheint also möglich, dass das Training adaptive Plastizität im motorischen Kortex der betroffenen Hemisphäre induzierte.

Die klinische Wirksamkeit des Arm-Fähigkeits-Trainings wurde auch mit einer randomisierten kontrollierten Studie untersucht. Dabei wurde eine repräsentative Stichprobe von 45 subakuten Schlaganfallpatienten und 15 Schädel-Hirn-Trauma-Patienten mit leichter Armparese drei Gruppen zufällig zugeteilt. Alle Patienten befanden sich in stationärer Rehabilitationsbehandlung. Die drei Gruppen erhielten entweder (1.) keine zusätzliche Armrehabilitation (neben der üblichen stationären Rehabilitationsbehandlung) oder 15 zusätzliche Einheiten Arm-Fähigkeits-Training über einen Zeitraum von zwei Wochen, und zwar entweder (2.) ohne oder (3.) mit intermittierender Ergebnisrückmeldung über die Bewegungsleistungen während des Trainings. Der Therapieerfolg wurde mit dem TEMPA überprüft. Der TEMPA ist ein Test, bei dem alltagähnliche Verrichtungen, die Armmotorik erfordern, in einer standardisierten Weise vom Patienten durchgeführt werden und dann u.a. die Zeit gemessen wird, die der Patient für diese Aufgaben benötigt (vgl. Kapitel 10 „Manual zum TEMPA“). Zu den Testaufgaben gehören z.B. sich ein Glas Wasser eingießen, Münzen einwerfen, sich einen Schal umbinden oder einen Briefumschlag beschreiben. Untersucht wurde dann, ob sich der Zeitbedarf für diese TEMPA-Aufgaben innerhalb des Beobachtungszeitraumes von drei Wochen reduzierte (im Sinne der verbesserten Effizienz der sensomotorischen Kontrolle). Patienten, die das Arm-Fähigkeits-Training erhielten, hatten stärkere Verbesserungen bezüglich des Zeitbedarfes für die TEMPA-Aufgaben als die Kontrollgruppe. Entsprechend konnte geschlußfolgert werden, daß das Arm-Fähigkeits-Training in alltagsrelevanter Weise die sensomotorische Effizienz der Armkontrolle verbessern kann. Ob bei dem Training mit einer Computergraphik intermittierend eine Ergebnisrückmeldung über die Leistungsverbesserungen bei den Trainingsaufgaben gegeben wurde oder nicht, hatte auf den Therapieeffekt des Arm-Fähigkeits-Trainings keinen signifikanten Einfluß.

Zusammenfassend läßt sich sagen, daß die Schädigungs-orientierte Therapie für die zentrale Armparese, bestehend aus den Modulen Arm-BASIS-Training für Patienten mit schwerer Armparese und Arm-Fähigkeits-Training für Patienten mit leichter Armparese wirksam ist, wenn es darum geht, die spezifischen motorischen Kontrolldefizite zu reduzieren und eine funktionelle Wiederherstellung der Motorik zu fördern.

7. Manual zum Arm-BASIS-Training

7.1. Allgemeine Hinweise

Auf einer basalen Ebene der motorischen Kontrolle betrachtet – nämlich der motorischen Bewegungsausführung – basiert die Funktionalität des Armes auf unserem Vermögen, für die einzelnen Freiheitsgrade des Armes getrennt, d.h. selektiv, einerseits den Arm zu stabilisieren und andererseits ihn gezielt selektiv zu bewegen. Die enorme Vielfalt der Bewegungsmöglichkeiten im Arm wird durch die vielen verschiedenen Freiheitsgrade der Gelenke und die vielen verschiedenen Muskelgruppen gewährleistet, die die Gelenke stabilisieren und Gliedmaßenabschnitte bewegen. Genannt seien hier die Scapulaelevation und -depression, die Scapulaprotraktion und –retraktion sowie von den vielen Freiheitsgraden im Glenohumeralgelenk die Abduktion und Adduktion, Flexion und Extension, Außen- und Innenrotation sowie die horizontale Abduktion und Adduktion, die allesamt Schulterbewegungen ermöglichen. Des weiteren erwähnt seien die Ellenbogenflexion und -extension, die Unterarmpro- und -supination, die Handgelenksflexion und -extension, Ulnar- und Radialdeviation, die Fingerflexion und -extension im Grundgelenk und in den Interphalangealgelenken, die Fingerabduktion und -adduktion und für den Daumen auch die Abduktions- und Oppositionsbewegung.

Ziel des von Frau Christel Eickhof (Eickhof, 2001) entwickelten Arm-BASIS-Trainings ist es, die komplexe Bewegungsfähigkeit des zentralparetischen Armes in möglichst weitem Maße wiederherzustellen. Durch das Training sollen die basalen Kompetenzen der Bewegungsfähigkeit für den stärker gelähmten Arm systematisch wiederhergestellt werden.

Bei der Untersuchung des motorischen Lernens hat sich gezeigt, dass sich genau das verbessert, was tatsächlich geübt wurde, und eine Verbesserung nur durch vielfaches wiederholtes Üben erzielt werden kann. Im Sinne der Schädigungs-orientierten Therapie (Impairment-oriented Training) ist es erstrebenswert, dass die Übungstherapie genau die Schwierigkeiten der

Kontrolle (Impairment) beübt, die zu der alltagsrelevanten Funktionsbeeinträchtigung führt. Bei dem zentralparetischen Arm ist dabei einerseits der Verlust der selektiven aktiven Bewegungsfähigkeit zu berücksichtigen, als auch das relative Überwiegen mit mehr postural relevanter Innervationsfähigkeit (mit Kokontraktion) sowie die Enthemmung der Muskeleigenreflexe mit einer übersteigerten Reaktion auf Dehnreize. Da das kortikospinale motorische System insbesondere für die Ermöglichung von schnellen isolierten Bewegungen spezialisiert ist, ist es nicht verwunderlich, dass nach dessen Schädigung andere motorische Systeme, wie z.B. Hirnstammsysteme, die mehr für die Halteaktivitäten von Rumpf und Extremitäten zuständig sind, vom Patienten leichter genutzt werden können. Es ist durchaus denkbar, dass der Patient im weiteren diese ihm verbliebene Innervationsmöglichkeit verstärkt benutzt, während er die ihm nicht ohne weiteres zugängliche dynamische selektive Innervation nicht gezielt fördert. Das spontane Bewegungsverhalten des Patienten könnte dann aber mittel- und langfristig dazu führen, dass die für die hohe Funktionalität des Armes notwendige selektive dynamische Bewegungskontrolle nicht mehr in dem Maße wiedererlernt wird, wie das evtl. möglich wäre. Das Basistraining geht auf diese Problemstellung gezielt ein, indem es im Sinne eines Stufenprogrammes zunächst die selektive Innervation für isolierte dynamische Bewegungen beübt, und erst wenn diese Bewegungsfähigkeit in den einzelnen Freiheitsgraden wieder möglich ist, auch die Kombination von Halteaktivität und dynamischer Bewegungskontrolle schult.

Für die korrekte Durchführung des Arm-BASIS-Trainings sind folgende Aspekte von entscheidender Bedeutung:

1. Vermeiden von Kokontraktion fördernder Halteaktivität im Arm, solange noch nicht die isolierte dynamische Bewegungsfähigkeit wieder erreicht ist.
2. Vermeidung von Dehnreizen auf Muskulatur mit pathologischer Reaktion auf Dehnreize, die z.B. auch durch den Schwerkrafteinfluss entstehen, solang noch keine genügende Inhibition dieser Phänomene möglich ist.

3. Als entscheidende Kompetenz soll zunächst die selektive Innervation für isolierte dynamische Bewegungen (die Verkürkungsähigkeit der Agonisten sowie die Verlängerungsfähigkeit der Antagonisten) erreicht werden, d.h. einachsige Bewegungen unter Aufhebung der Eigenschwere.
4. Die selektive Innervation für isolierte dynamische Bewegungen soll für alle wesentlichen Freiheitsgrade des Armes und für jeden Freiheitsgrad jeweils für den vollen Bewegungsumfang erzielt werden.
5. Erst wenn dieses Ziel erreicht ist, wird als nächstes die selektive Innervation für isolierte Bewegungen (einachsige Bewegungen) mit Kombination von Halteaktivität und dynamischer Bewegungskontrolle beübt. D.h., jetzt werden einachsige Bewegungen und Haltepositionen mit konzentrischer, exzentrischer und isometrischer Kontraktion unter Einfluss von Eigenschwere, Widerstand und Gewichten beübt.
6. Wenn diese selektive Innervation mit Halteaktivität und dynamischen Anteilen für die einzelnen Bewegungsfreiheitsgrade wieder gelingt, werden dann komplexe Bewegungen mit Halteaktivität und dynamischer Bewegungskontrolle beübt.

D.h., das Training verläuft in drei Stufen, nämlich:

Stufe 1: Selektive Innervation für isolierte Bewegungen ohne Halteaktivität,

Stufe 2: Selektive Innervation für isolierte Bewegungen mit Halteaktivität und dynamischer Bewegungskontrolle,

Stufe 3: Selektive Innervation für komplexe Bewegungen mit Halteaktivität und dynamischer Bewegungskontrolle.

Auf jeder erreichten Stufe werden die einzelnen Bewegungsaspekte systematisch täglich repetitiv beübt.

7.2. Stufentherapie

Im Nachfolgenden sollen nun die einzelnen Stufen und die therapeutische Vorgehensweise in den Stufen näher beschrieben werden.

Stufe 1: Selektive Innervation für isolierte Bewegungen ohne Halteaktivität – einachsige Bewegungen mit konzentrischer Kontraktion unter Aufhebung der Eigenschwere

Ziel dieser Phase ist es, eine rein dynamische Bewegungskontrolle für einachsige endgradige Bewegungen in allen wichtigen Freiheitsgraden des Armes zu erzielen und dabei die für eine posturale Stabilisierung der Gelenke erforderliche Innervation zu unterlassen. Für die einzelnen Bewegungen wird die Ausgangsstellung so gewählt, dass sie in der Horizontalen stattfindet, d.h., dass die Bewegung nicht in der gleichen Ebene stattfindet, in der die Schwerkraft einwirkt. Die Ausgangsstellung und die Bewegung sind unten (siehe 4.) fotografisch skizziert.

Um die Notwendigkeit der Halteaktivität auszuschließen, wird die Eigenschwere des Armes von der/dem Therapeutin/en übernommen, d.h., die Bewegung findet unter Aufhebung der Eigenschwere statt.

Wie ausgeführt, ist das Ziel, in jedem Freiheitsgrad eine dynamische Innervation mit reziproker Inhibition ohne Halteaktivität im Sinne einer konzentrischen Kontraktion zu erzielen. D.h., der Patient wird aufgefordert die jeweils gewünscht Bewegung flott und schwungvoll zu planen. Der Therapeut ersetzt den Teil der Bewegung (ganz oder teilweise), der vom Patienten nicht selbst ausgeführt werden kann. Wichtig ist dabei, dass der Therapeut nur den Körperteil bewegt, den der Patient bewegen soll, und dass der Zeitpunkt, zu dem der Therapeut den Arm bewegt, mit dem Zeitpunkt, zu dem der Patient den Versuch einer Bewegung unternimmt, eng gekoppelt ist. Dabei soll der Therapeut die Innervationsversuche des Patienten stetig beurteilen und dem Patienten eine Rückmeldung über die Art und Weise seines Innervationsversuches geben. Wichtig ist es, den Patienten wissen zu lassen, ob er wie gewünscht eine selektive dynamische Innervation oder aber eine nicht selektive oder eine Kompensationsbewegung ermöglichende Innervation oder eine für Halteaktivität adäquate Innervation durchgeführt hat. Verschiedene Anhaltspunkte helfen dem Therapeuten, diese Unterscheidungen selbst zu treffen. Die selektive dynamische Innervation wird nicht mit Anstrengung durchgeführt, Anstrengung führt zu Kokontraktion. Dies kann etwa daran erkannt werden, dass der Patient beim Versuch, die Bewegung durchzuführen, den Atem anhält, dass er auf die Zähne beißt, dass er die andere, nicht zu bewegende Körperseite anspannt. Sind die Antagonisten schon hyperton kann der Therapeut bei für Halteaktivität adäquate Innervation kein Nachlassen, sondern ein Steigen des Tonus im Antagonisten feststellen, bzw. bei hypertonen Agonisten ein Ansteigen des Tonus im Agonisten, der sich dadurch bemerkbar macht, dass nach dem Ende der Bewegung der Agonist einer passiven Dehnung einen Widerstand entgegensetzt.

Für jeden Freiheitsgrad und jede Bewegungsrichtung muss jeweils der volle Bewegungsumfang wiederholt geübt werden. Dabei wird es am Anfang pro Bewegungsrichtung oftmals mehrere Bewegungsansätze brauchen, um die volle „range of motion“ zu bewältigen. Das Training sollte (werk)täglich durchgeführt werden, wobei für jeden Freiheitsgrad ca. 3 bis 4 Minuten bei einer 45minütigen Trainingseinheit zur Verfügung stehen, die etwa 10 bis 20 Bewegungen pro Freiheitsgrad entsprechen. In der Regel wird das Training jeden Tag an einer anderer Stelle begonnen (zyklisch), um die Aufmerksamkeitszuwendung zu den unterschiedlichen Freiheitsgraden gleichmäßig zu gestalten. Denn die Konzentration beim Training innerhalb der Trainingseinheit ist oftmals nicht konstant. Die Gestaltung der Reihenfolge und der Häufigkeit der Bewegungswiederholungen kann sich dabei auch nach individuellen Faktoren richten. So kann es sinnvoll sein, schwerer betroffene Bereiche stärker zu beüben.

Steigerungen in dieser ersten Phase sind dahingehend möglich, dass die Kontraktionsgeschwindigkeit gesteigert wird, wenn der volle Bewegungsumfang erreicht ist. Empfohlen wird aber dennoch eine Pause am Ende jeder Bewegungsrichtung, um nicht durch einen raschen Wechsel der Bewegungsrichtung die Amplitude der Bewegung geringer werden zu lassen.

Stufe 2: Selektive Innervation für isolierte Bewegungen mit Halteaktivität und dynamischer Bewegungskontrolle – einachsige Bewegungen und Haltepositionen mit konzentrischer, exzentrischer und isometrischer Kontraktion unter Einfluss von Eigenschwere, Widerstand und Gewichten

Für die Funktion des Armes ist es wichtig, dass wir neben der dynamischen Bewegungskontrolle auch die Halteaktivität des Armes selektiv kontrollieren können, und zwar einerseits unter Berücksichtigung der Eigenschwere des Armes, aber andererseits auch unter Berücksichtigung von zusätzlichen Gewichten wie etwa Objekten, die in der Hand gehalten oder getragen werden. D.h., für die Funktion brauchen wir die Fähigkeit, den Arm in bestimmte Position zu bewegen und dort auch zu halten.

Prinzipiell lassen sich Kombinationen von dynamischer Bewegungskontrolle und Halteaktivität so beüben, dass der Arm in einem Gelenk schrittweise gegen die Eigenschwere bewegt wird, in der jeweils erreichten Position dann gehalten wird und am Ende des Bewegungsumfanges dann im Sinne einer exzentrischen Kontraktion auch langsam mit Zwischenschritten mit Halten einer Position auch wieder abgesenkt wird. Um dieses Zusammenspiel von dynamischer und Halteaktivität in allen Freiheitsgraden wieder sicher herzustellen, wird beim Arm-BASIS-Training diese Kompetenz in jedem Freiheitsgrad einzeln über den gesamten Bewegungsumfang ebenso repetitiv beübt wie in der ersten Phase des Trainings die rein dynamische Innervationsfähigkeit. Die Bewegungen finden nun um eine horizontale Achse statt, die Ausgangspositionen sind unten (siehe 5.) tabellarisch aufgeführt.

Aufgrund des o.g. Grundsatzes der Vermeidung von Dehnung von Muskeln mit pathologischer Reaktion auf Dehnung, ohne dass bereits eine entsprechende Inhibition wieder möglich ist, wird in der Phase 2 für hypertone und hypotone Muskeln unterschiedlich vorgegangen.

Die direkte Beübung der o.g. Aspekte, nämlich der Kombination von dynamischer und Halteaktivität, ist bei der hypotonen Muskulatur weniger problematisch. Die Ausgangspositionen werden für die einzelnen Bewegungen so gewählt, dass die Bewegung gegen die Schwerkraft mit einer konzentrischen Kontraktion möglich ist und das Zurückkehren zur Ausgangsstellung mit einer exzentrischen Kontraktion. Der Therapeut unterstützt sowohl die Bewegung als auch das Halten von Positionen, insofern der Patient hierzu noch nicht alleine in der Lage ist, mit dem Ziel, diese Unterstützung im Verlaufe der Therapie zu reduzieren. Falls die konzentrische und exzentrische Bewegung gegen Eigenschwere sicher gelingt, wird sie als nächstes mit zusätzlichen Gewichten beübt, was dem Patienten zunächst bei kleineren Gelenkswinkeln leichterfällt.

Bei der hypertonen Muskulatur muss die Bewegungskraft ebenfalls gesteigert werden und es muss eine funktionelle Halteaktivität gebahnt werden. Bei hypertoner Muskulatur besteht jedoch die Gefahr, dass die durch die Schwerkraft vermittelte Dehnung der Muskulatur über eine Muskelspindelreizung eine ungewünscht starke Tonuszunahme bewirkt. Dies gilt es jedoch zu vermeiden. Der Umgang mit diesem Problem hängt von der Innervationsfähigkeit des Patienten wiederum ab. Falls der Patient hierzu in der Lage ist, soll er am Ende der konzentrischen Bewegung gegen die Eigenschwere unmittelbar und zügig die exzentrische Innervation einleiten, da durch diese dynamischen Bewegungsaspekte am ehesten Inhibition erzielt werden kann. Falls vom Patienten die exzentrische Kontraktion aber noch nicht durchgeführt werden kann, gibt es mehrere Möglichkeiten, diese Umkehr der Bewegungsrichtung zu erleichtern.

1. Man kann bereits vor dem Ende der konzentrischen Bewegungsamplitude den Wechsel zur exzentrischen Innervation probieren, da dies leichter fallen kann, wenn die Muskulatur noch nicht endgradig verkürzt ist. Sobald dies gelingt, wird der Wechsel in immer mehr der Endstellung angenäherten Positionen geübt.
2. Ist dieses Vorgehen nicht erfolgreich, nimmt der Therapeut am Ende der Bewegung dem Patienten das Gewicht für den Arm ab, so dass die Muskelspindeln entlastet werden. Dann fordert er ihn auf, jetzt den Körperabschnitt gegen den leichten Widerstand durch den Therapeuten nach unten zu bewegen. Durch diesen Widerstand wird aus der exzentrischen Kontraktion des Agonisten eine konzentrische Bewegung mit dem zur vormaligen Bewegung als Antagonisten wirkenden Muskel. D.h., die exzentrische Bewegung wird durch eine konzentrische

Bewegung des Antagonisten ersetzt. Sobald die Bewegung eingeleitet ist, baut der Therapeut seinen Widerstand dann schnell ab, um zu einer exzentrischen Kontraktion zurückzukehren.

Zusätzliche Gewichte werden nur bei der konzentrischen Kontraktion aufgelegt. Um die Muskelspindeln nicht verstärkt zu aktivieren, werden sie bei der exzentrischen Kontraktion nicht verwandt.

Die Fähigkeit, den Arm in einer Position zu halten (isometrische Kontraktion), soll zunächst nur beim verlängerten Muskel trainiert werden und auch hier in der exzentrischen Bewegungsphase.

Stufe 3: Selektive Innervation für komplexe Bewegungen mit Halteaktivität und dynamischer Bewegungskontrolle

Wenn mehrere Gelenke an einer Bewegung beteiligt sind, werden die Anforderungen für die Innervation sehr komplex. Hier werden Kombinationen von konzentrischer, exzentrischer und isometrischer Kontraktion notwendig. Die Anforderungen an Halteaktivität und dynamische Bewegungskontrolle ändern sich fortwährend mit den Gelenkstellungen und der Bewegung des Armes im Raum. Entsprechend ist es hier auch nicht möglich, alle möglichen Kombinationen spezifisch repetitiv zu beüben. Das BASIS-Training möchte jedoch gewisse Grundkompetenzen bezüglich der Multigelenksbewegungen fördern, die in vielen Alltagssituationen von Bedeutung sein könnten.

Folgende Multigelenksbewegungen werden empfohlen:

Schulterabduktion und Schulterflexion bei extendiertem Arm. Dabei ist sowohl das Bewegungsvermögen der Scapula als auch im Glenohumeralgelenk bedeutsam. Patienten, die ihre Scapula aktiv bewegen können bei stärkerer Schwäche der Schulterabduktoren oder -flektoren haben die Gefahr, dass sie eine Schulterabduktion oder -flexion durch eine vorzeitige und verstärkte Schulterblattelevation einleiten, die dann eine Glenohumeralbewegung noch schwieriger werden lässt. Entsprechend empfiehlt sich bei diesen Patienten, darauf zu achten, dass sowohl für die Abduktion als auch für die Schulterflexion die Bewegung im Glenohumeralgelenk eingeleitet wird, ehe dann die weitere Bewegung sowohl im Glenohumeralgelenk als auch durch eine Bewegung des Schulterblattes weitergeführt wird. Umgekehrt verhält es sich bei Patienten bei guter aktiver Bewegungsfähigkeit im Glenohumeralgelenk und bei deutlich schlechterer Bewegungsfähigkeit des Schulterblattes. In diesen Fällen soll der Patient darauf achten, dass von Bewegungsbeginn an nicht nur das Glenohumeralgelenk sondern auch das Schulterblatt bewegt wird.

Die Zirkumduktion des Armes in der Horizontalebene bei entweder gestrecktem oder im Ellenbogen gebeugtem Arm ist eine weitere sinnvolle Übung. Hierbei wird die Halteaktivität der Schulterflektoren und -abduktoren und bei im Ellenbogen gebeugtem Arm auch der Schulteraußenrotation gezielt geübt und verstärkt.

Eine weitere Übung ist die Anteflexion des Armes bis 90°, um dann in der Pro- oder Supinationsstellung das Handgelenk zu extendieren und zu flektieren.

Als nächstes genannt sei die Fähigkeit, den bei dem in der Schulter 90° flektierten oder abduzierten Arm zu halten und in der Horizontalebene eine Ellenbogenflexion und -extension durchzuführen. Hierbei werden neben den Schulterflektoren und -abduktoren auch die Schulteraußenrotatoren benötigt.

Wird die Ellenbogenflexion und -extension in der Sagittalebene durchgeführt bei anteflektierter Schulter, so müssen die Außenrotatoren und Flexoren der Schulter isometrisch arbeiten, während die Oberarmflexoren exzentrisch arbeiten.

Für das Handgelenk empfiehlt sich, bei gehaltener Handgelenksextension bei verschieden starker Extension eine radiale und ulnare Abduktionsbewegung der Hand in der Horizontalebene zu üben.

In analoger Weise kann bei Halteaktivität in den Fingerextensoren die Fingeradduktion und -abduktion beübt werden.

Auch kann bei Halteaktivität der Fingerextensoren (im Grundgelenk) das gleichzeitige Flektieren der Finger in den Mittel- und Endgelenken geübt werden.

Für den Daumen kann in analoger Weise bei gehaltener Extension im Grundgelenk die Flexion im Endgelenk durchgeführt werden.

Ähnlich kann die Daumenflexion bei Haltung des Daumens in Oppositionsstellung beübt werden.

Ein weiterer Bereich der häufig gezielt beübt werden muss, ist die Fähigkeit, bei Haltearbeit im Schulter- und Ellenbogengelenk gleichzeitig das Schulterblatt zu bewegen. Diese Fähigkeit kann am leichtesten in Rückenlage bei anteflektierter Schulter beübt werden. Schwieriger ist die Durchführung im angelehnten Sitz, da hier die Haltekraft der Armheber erhöht werden muss. Noch schwieriger ist die Durchführung im freien Sitz, da jetzt sowohl in der das Glenohumeralgelenk stabilisierenden als auch das Schulterblatt stabilisierenden Muskulatur sowie der Rumpfmuskululatur Haltearbeit geleistet werden muss, während für die Schulterblattprotraktoren selektiv eine dynamische Innervation beübt wird.

Wenn die genannten komplexen Bewegungen gegen die Eigenschwere gut gelingen, können sie auch gegen Widerstand oder mit Gewichten beübt werden.

Hat der Patient die selektive Innervation für komplexe Bewegungen mit posturaler und dynamischer Bewegungskontrolle, die oben beschrieben sind, erlernt, so wird seine Armmotorik soweit wiederhergestellt sein, dass basale Kompetenzen wieder erreicht wurden, die eine Funktionalität im Alltag ermöglichen. Während jetzt die qualitative Bewegungsfähigkeit wiederhergestellt ist, ist die Bewegungskontrolle aber noch nicht normalisiert.

Die verbleibenden Defizite der Armkontrolle können dann mit dem Arm-Fähigkeits-Training gezielt und effektiv behandelt werden.

7.3. Zeitlicher Aufbau des Arm-BASIS-Trainings

Der betroffene Arm wird täglich für 45 Minuten beübt, wobei jeder der u.g. Freiheitsgrade durchschnittlich ca. 3 Minuten repetitiv beübt wird. Bei Erreichen von Maximalfunktion in einem Freiheitsgrad kann zugunsten weiterer betroffener Freiheitsgrade gewichtet werden. In der Regel wird das Training jeden Tag an einer anderer Stelle begonnen (zyklisch), um die Aufmerksamkeitszuwendung zu den unterschiedlichen Freiheitsgraden gleichmäßig zu gestalten.

7.4. Fotografische Dokumentation der beübten Freiheitsgrade

Im folgenden sind die einzelnen Freiheitsgrade benannt und fotografisch demonstriert (gemäß Stufe 1 des Trainings):

Skapula-Depression / -Elevation

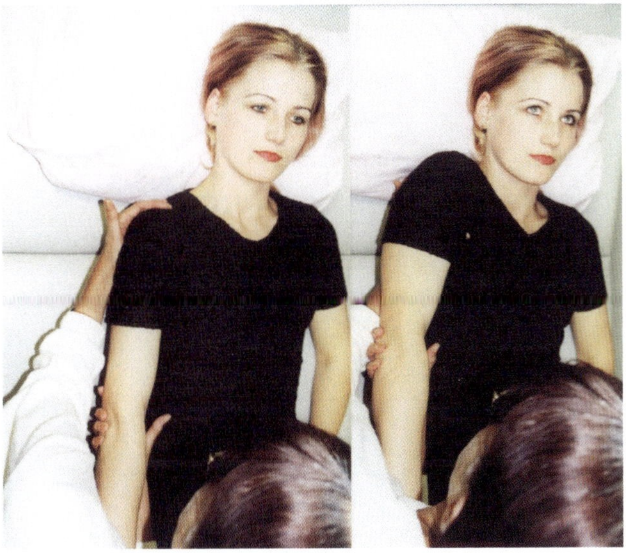

Skapula-Retraktion / -Protraktion

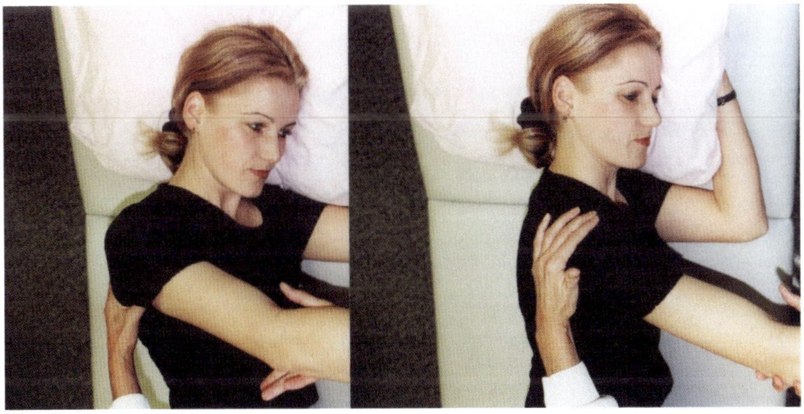

Schulter: vertikale Abduktion / Adduktion (im Glenohumeral-Gelenk)

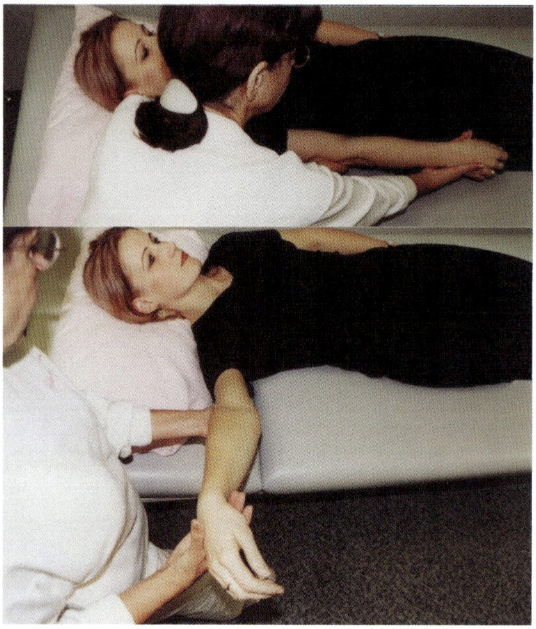

Schulter: horizontale Abduktion / Adduktion (im Glenohumeral-Gelenk)

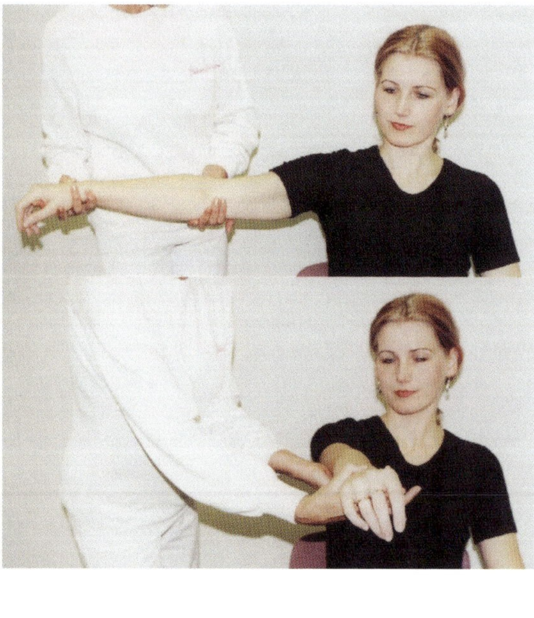

Armextension / Armflexion

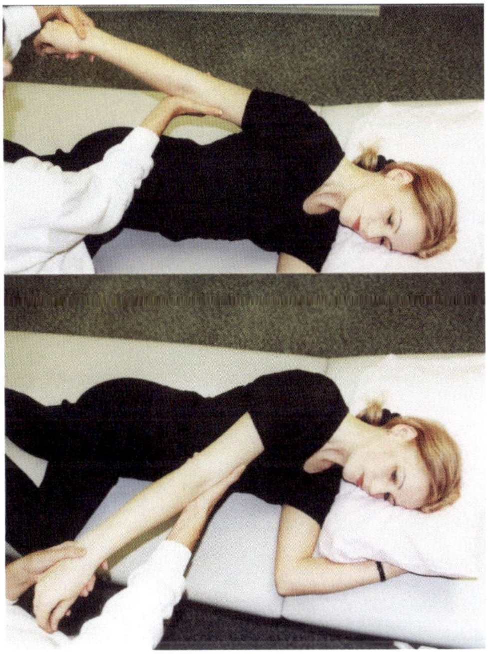

Arminnenrotation / Armaußenrotation

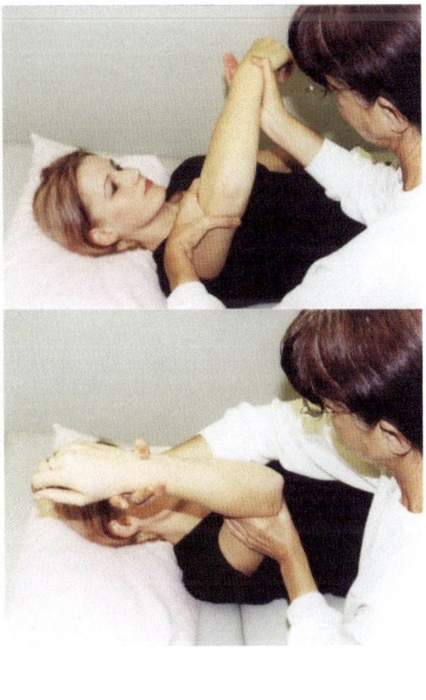

Ellenbogenextension / -flexion

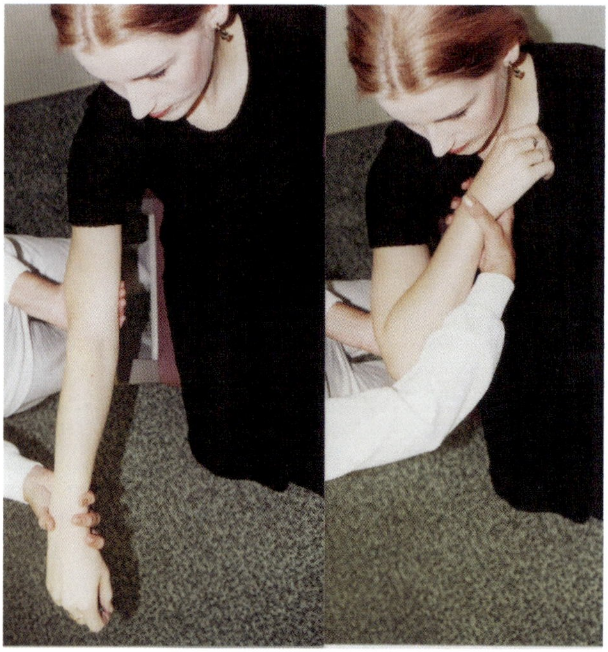

Unterarmsupination / -pronation

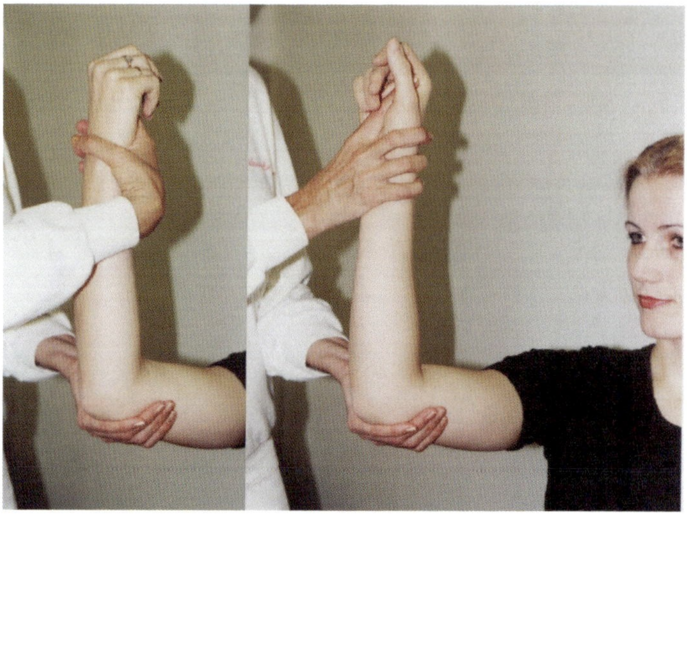

Handgelenksextension / -flexion

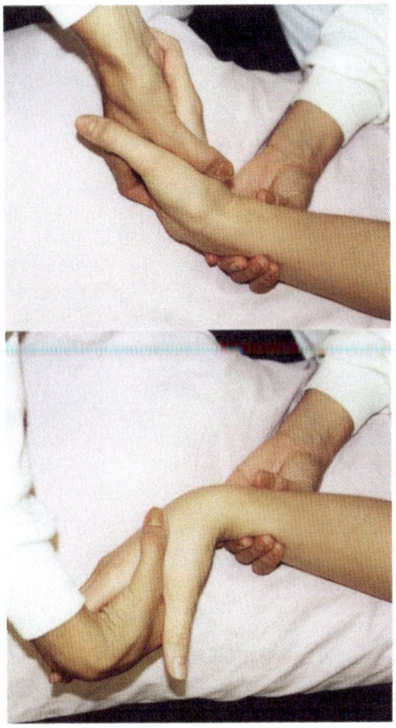

Handgelenks-Ulnardeviation / -Radialdeviation

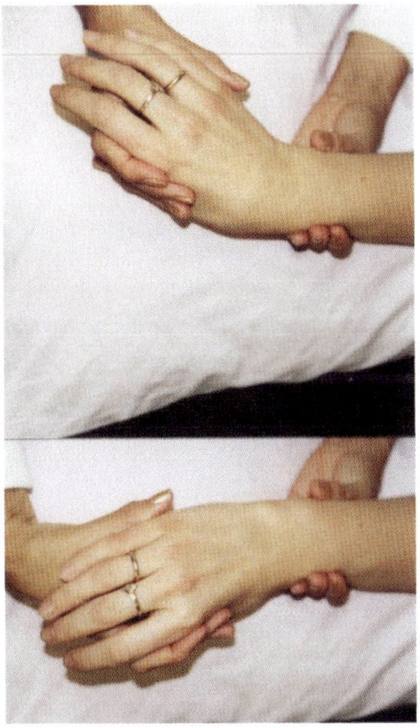

Fingerextension / -flexion

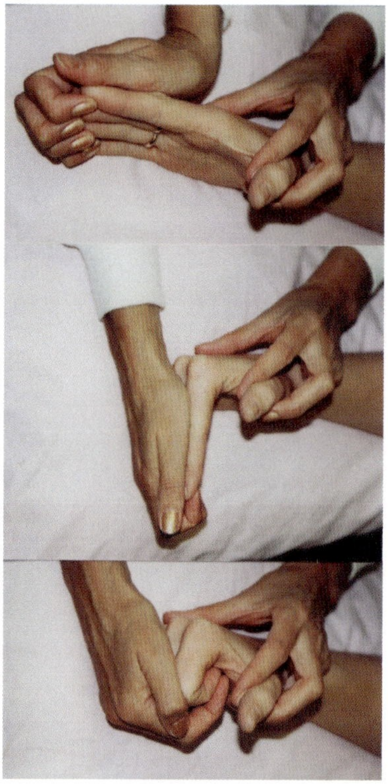

Fingeradduktion / -abduktion

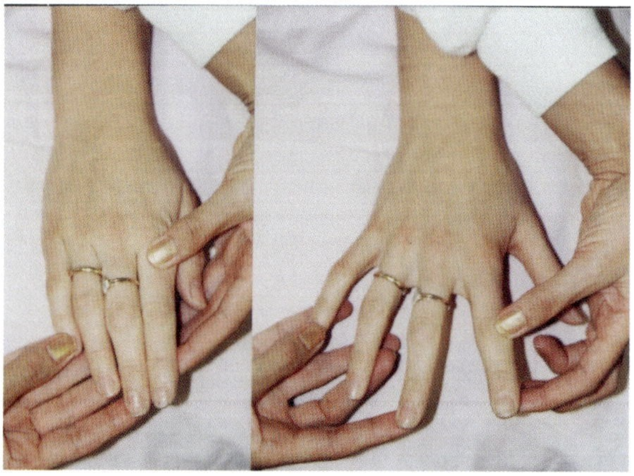

Zeigefingerextension / -flexion

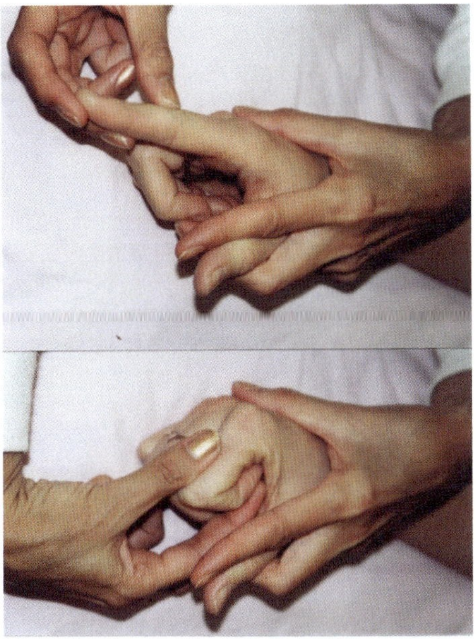

Mittelfingerextension / -flexion

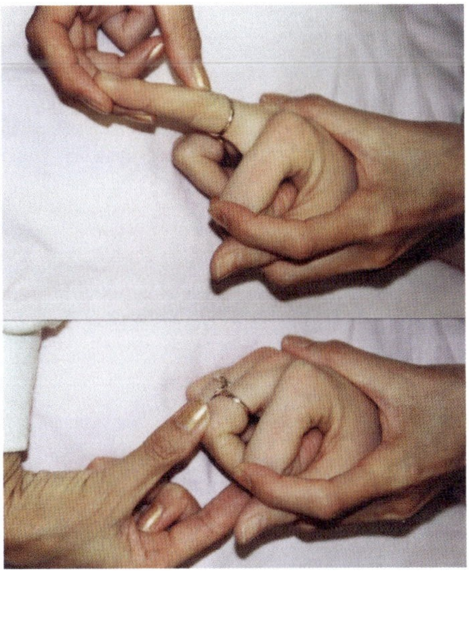

Daumenextension / -flexion

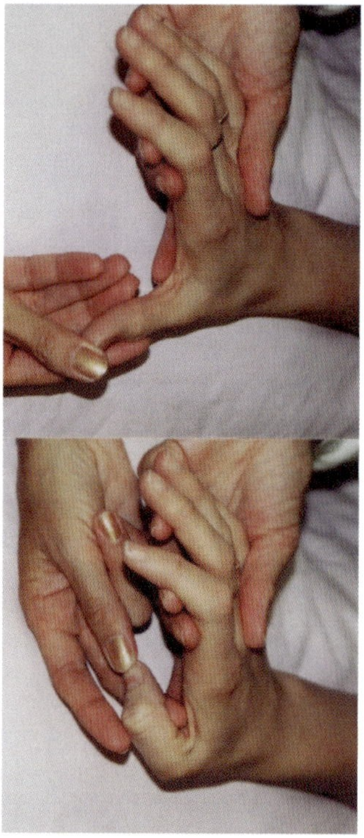

Daumenopposition / -abduktion

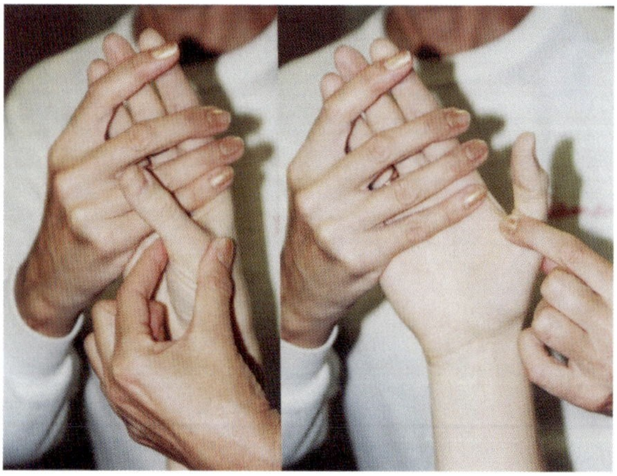

7.5. Standardisierte Ausgangspositionen des Arm-BASIS-Trainings

Die standardisierte Ausgangspositionen für jede Bewegung, getrennt nach Beübung unter Aufhebung der Schwerkraft, Beübung gegen Schwerkraft (für Antagonisten jeweils differente Positionen) sind in nachfolgender Tabelle aufgeführt (SG = Schultergelenk; EG = Ellenbogengelenk; UA = Unterarm, AR = Außenrotation).

Ausgangsstellungen beim Arm-BASIS-Training (nach Eickhof, 2001)

	ohne direkten Schwerkrafteinfluß	gegen Schwerkrafteinfluß	
		erstgenannte Aktivität	*zweitgenannte Aktivität*
Skapulaelevation/-depression	Rückenlage	Sitz	(ersatzweise gegen Widerstand)
Skapulaprotraktion/retraktion	Sitz	Rückenlage	Bauchlage
Humerusabduktion/-adduktion	Rückenlage	Sitz (oder Seitlage)	(ersatzweise gegen Widerstand)
Anteflexion/Retraktion	kontralaterale Seitlage	Sitz (oder Rückenlage)	Bauchlage, Arm im Überhang
Außenrotation/Innenrotation	Sitz, SG 0°, EG 90° flektiert	Sitz, SG 90° + EG 90° flektiert oder Rückenlage, Arm 90° abd.	Rückenlage, SG 90° abd., EG 90° flektiert
Horizontale Abduktion/Adduktion	Sitz, SG 90° flektiert	kontralaterale Seitlage, SG 90°flektiert	Rückenlage, SG 90° abd.
Ellenbogenflexion/-extension	Sitz, SG 90° flektiert	Sitz, SG 0°	Rückenlage, SG 90° flektiert
Unterarmsupination/-pronation	Sitz, SG + EG 90° flektiert	Sitz, SG 90° flektiert, EG 0° + UA proniert	Sitz, SG 90° flektiert, EG 0° + UA supiniert
Handgelenksflexion/-extension	Sitz, SG 70- 90° flektiert, EG 0° (oder SG 0°, EG 90° flektiert)	Sitz, SG 70-90° flektiert, EG 0° (oder SG 0°, EG 90° flektiert); UA supiniert	Sitz, SG 70-90° flektiert, EG 0 (oder SG 0°, EG 90° flektiert) UA proniert
Ulnarabduktion/Radialabduktion	Sitz, SG 0°, EG 90° flektiert; Handfläche waagerecht	Sitz, SG 90° flektiert + IR, EG 0°; UA proniert	Sitz, SG 90° flektiert, EG 0°; UA in Neutralstellung
Fingerflexion/-extension	Sitz, SG 70- 90° flektiert, EG 0° (oder SG 0°, EG 90° flektiert)	Sitz, SG 70- 90° flektiert, EG 0° (o. SG 0°, EG 90° flektiert); UA supiniert	Sitz, SG 70- 90° flektiert, EG 0° (oder SG 0°, EG 90° flektiert) UA proniert
Fingerabduktion/-adduktion	Sitz, SG 90°, flekt., EG 0°; (o. SG 0°, EG 90° flekt.) UA pron.	Sitz, SG + EG 0° (oder Widerstand)	Sitz, SG 90° flekt. + außenrotiert, EG [illegible]° (oder Widerstand)
Zeigefingerflexion/-extension	Sitz, SG 70- 90° flektiert, EG 0° (oder SG 0°, EG 90° flektiert)	Sitz, SG 70- 90° flektiert, EG 0° (o. SG 0°, EG 90° flektiert); UA supiniert	Sitz, SG 70- 90° flektiert, EG 0° (oder SG 0°, EG 90° flektiert) UA proniert
Mittelfingerflexion/-extension	Sitz, SG 70- 90° flektiert, EG 0° (oder SG 0°, EG 90° flektiert)	Sitz, SG 70- 90° flektiert, EG 0° (o. SG 0°, EG 90° flektiert); UA supiniert	Sitz, SG 70- 90° flektiert, EG 0° (oder SG 0°, EG 90° flektiert) UA proniert
Daumenflexion/-extension	Sitz, SH 90° flektiert; (oder SG 0°, EG 90° flektiert)UA proniert	Sitz, SH 0°, EG ca 90; UA supiniert	Sitz, SH 0°, EG ca 90; UA Mittelstellung zwichen Pronation und Supination
Daumenopposition/-abduktion	Sitz, SH + EG 90° flekt. AR	Sitz, SG 0°, EG 90° flektiert, UA supiniert	Sitz, SG 0°, EG 90° flektiert) UA proniert
Lumbricales	Sitz, SG 0°, EG 90° flekt., UA neutral	Sitz, SG 0°, EG 90° flektiert, UA proniert	

7.6. Trainingsdokumentation des Arm-BASIS-Trainings

In den nachfolgenden Tabellen können für jeden der o.g. Freiheitsgrade angegeben werden, inwieweit bereits eine aktive Bewegungsfähigkeit erreicht werden konnte. Und zwar wird getrennt für Bewegungen ohne (Stufe 1) und gegen Schwerkrafteinfluss (Stufe 2) angegeben, ob die aktive (selektive) Bewegung ¼, ½ , ¾, oder der gesamte Bewegungsumfang des jeweiligen Freiheitsgrades umfasst. Daneben wird in der zweiten Tabelle erfasst, welche komplexe Bewegungen mit Haltaktivität und dynamischer Bewegungskontrolle beübt wurden (Stufe 3) und ob die Bewegungskontrolle bereits erfolgreich war.

Es wird empfohlen, den Therapieverlauf regelmäßig, z.B. einmal wöchentlich zu dokumentieren.

Stufen 1 & 2 : Selektive Innervation für isolierte Bewegungen (nach Eickhof, 2001)

	Stufe 1, ohne Schwerkrafteinfluß				Stufe 2, gegen Schwerkrafteinfluß			
	1/4	2/4	3/4	4/4	1/4	2/4	3/4	4/4
SKAPULA								
Elevatoren								
Depressoren								
Protraktoren								
Retraktoren								
HUMERUS								
Anteversoren								
Retroversoren								
Außenrotatoren								
Innenrotatoren								
Horizontale Add.								
Horizontale Abd.								
Adduktoren								
Abduktoren								
ELLENBOGEN								
Flexoren								
Extensoren								
Supinatoren								
Pronatoren								
HANDGELENK								
Flexoren								
Extensoren								
Radiale Abd.								
Ulnare Abd.								
FINGER								
Flexoren								
Extensoren								
Fl. dig. prof. II								
Fl. dig. prof. III								
Abduktoren								
Lumbricales								
DAUMEN								
Opponens								
Flexoren								
Extensoren								

Stufe 3: Selektive Innervation für komplexe Bewegungen

	gegen Eigenschwere		gegen Widerstand		mit Gewicht	
	geübt	erfolgreich	geübt	erfolgreich	geübt	erfolgreich
Protraktion und Retraktion des Schulterblattes bei Schulteranteversion und Ellenbogenextension						
- im Liegen (Rückenlage)						
- in angelehntem Sitz						
- im freien Sitz						
Schulterabduktion bei extendiertem Arm (Skapula-humeraler Rhythmus)						
Schulterflexion bei extendiertem Arm						
Zirkumduktion des Armes in der Horizontalebene						
- bei im Ellenbogen gestrecktem Arm						
- bei im Ellenbogen gebeugtem Arm						
Ellenbogenflexion und –extension in der Horizontalebene						
- bei abduziertem Arm						
- bei antevertiertem Arm						
Ellenbogenflexion und –extension in der Sigittalebene bei anteflektiertem Arm						
Handgelenksflexion und –extension						
- bei Flexion des Armes 90° und Pronation des Unterarmes						
- bei Flexion des Armes 90° und Supination des Unterarmes						
Radiale und ulnare Abduktionsbewegungen der Hand in der Horizontalebene bei aktiv gehaltener Handgelenksextension						
Fingerabduktion und –adduktion bei aktiv gehaltener Fingerextension						
Fingerflexion und –extension in den Interphalangealgelenken bei Halteaktivität der Fingerextensoren im Grundgelenk						
Daumenflexion und –extension im Interphalangealgelenk bei gehaltener Extension im Grundgelenk						
Daumenflexion und –extension bei Daumenhaltung in Opposition						

8. Manual zum Arm-Fähigkeits-Training

8.1. Trainingsmaterial

8.1.1. Trainingsumgebung

Erforderlich sind:

- Tisch und Stuhl in normaler Höhe
- Computer (PC) mit Windows-Oberfläche und installierter AFT-Software

8.1.2. Spezifische Trainingsmaterialien

Zielbewegungen

- Ein Kugelschreiber (nicht schreibbereit verwenden)
- Ein Blatt (laminiert), auf dem zwei Zeilen mit Punkten aufgetragen sind.

Jede Zeile enthält fünf Punkte, die einen Durchmesser von 5 cm, 2,5 cm, 1,25 cm, 0,6 cm und 0,3 cm haben (Illustration s.u.).

- Ein weiteres Blatt (laminiert) mit einer Zeile von Punkten gleichen Durchmessers, bei der der größte Punkt links, der kleinste rechts liegt. Davor befindet sich im Abstand von 18 cm ein weiterer Punkt mit einem Durchmesser von 2,5 cm.
- Eine Antirutschfolie (Größe DIN A4)
- Der AFT-Kasten (bzw. eine vertikale Fläche), auf dem das erste Blatt angebracht wird. Er wird im Abstand von 25 cm von der vorderen Kante auf dem Tisch gestellt. Die unterste Zeile der Punkte befindet sich auf 30 cm Höhe. Das zweite Blatt wird auf dem Tisch vor dem Patienten auf eine Antirutschfolie gelegt, so dass sich der Ausgangspunkt in der Nähe der Tischkante befindet.

Tippen

- Keine spezifischen Materialien erforderlich.

Durchstreichen

- DinA 4-Blatt mit 12 Reihen unterschiedlich großer Nullen (Standard) (s. Illustration).

o **O** o o **O** **O** o **O** **O**

- Eine leichtere Version mit lediglich größeren Nullen wird für schwerer betroffene Patienten vorgehalten (s. Illustration).

O O O O O O O O O

- ein Kugelschreiber

Metallscheiben umdrehen

- 15 Scheiben aus Edelstahl mit einem Durchmesser von ca. 2,3 cm
- 25 Scheiben aus Edelstahl mit einem Durchmesser von 1,8 cm

Labyrinth

- DinA 4-Blatt mit 4 Labyrinthzeichnungen pro Seite (Standard) (s. Illustration).

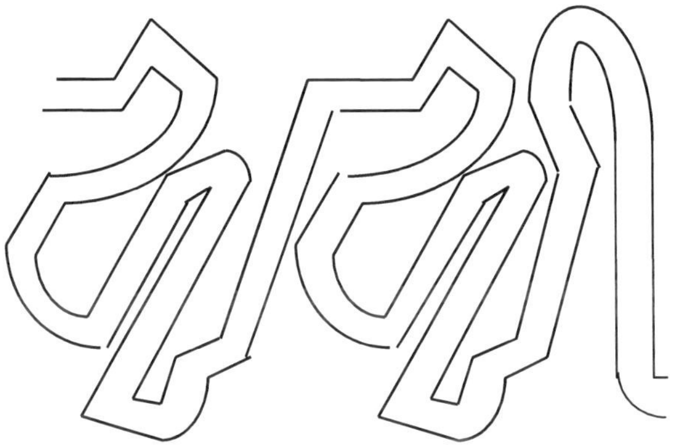

- Eine leichtere Version mit lediglich zwei Labyrinthen pro Seite wird für schwerer betroffene Patienten vorgehalten.
- ein Kugelschreiber

Schrauben

- 4 Stck. Schrauben (12 x 60 mm) mit Mutter
- 4 Stck. Schraube (5 x 30 mm) mit Mutter
- 4 Stck. Schraube (3 x 30 mm) mit Mutter

Holzklötze

- 1 Klotz mit einer Kantenlänge von 7,5 x 2,5 x 2,5 cm
- 2 Klötze mit einer Kantenlänge von 5 x 2,5 x 2,5 cm
- 1 Klotz mit einer Kantenlänge von 2,5x 2,5 x 2,5 cm
- 2 Klötze mit einer Kantenlänge von 5 x 1 x 1 cm
- 2 Klötze mit einer Kantenlänge von 2 x 1 x 1 cm
- 2 runde Klötze mit einer Kantenlänge von 1 cm und einem Durchmesser von 0,5 cm.

Kruken

- 2 Salbenkruken mit einem Volumen von 250 ml
    - davon eine – mit IOT-Logo – gefüllt (Gesamtgewicht ca. 280 gr.)
    - die andere – mit AFT-Logo – wird mit einer großen Metallscheibe gefüllt (damit sie stabiler steht)

- 2 Salbenkruken mit einem Volumen von 375 ml
    - davon eine – mit IOT-Logo – gefüllt (Gesamtgewicht ca. 380 gr.)
    - die andere – mit AFT-Logo – wird mit zwei großen Metallscheiben gefüllt (damit sie stabiler steht)

- 2 Salbenkruken mit einem Volumen von 625 ml
  - davon eine – mit IOT-Logo – gefüllt (Gesamtgewicht ca. 780 gr.)
  - die andere – mit AFT-Logo – wird u.a. mit zwei großen Metallscheiben gefüllt (damit sie stabiler steht)

8.2. Inhaltliche Durchführung des Trainings

8.2.1. Allgemeine Hinweise

Die Aufgaben des Arm-Fähigkeits-Trainings sind so gewählt, dass sie spezifisch verschiedene sensomotorische Fähigkeiten ansprechen und durch die gezielte Übung verbessern sollen. Während es klar ist, dass nicht jede Aufgabe nur eine einzige Armfähigkeit erfordert, ist es dennoch so, dass die Aufgaben sich in der Erfordernis für die unterschiedlichen Fähigkeiten deutlich unterscheiden. Damit wird über die Trainingsaufgaben hinweg erreicht, dass unterschiedliche Armfähigkeiten trainiert werden. Entsprechend empfiehlt es sich, nicht nur Teile des Arm-Fähigkeits-Trainings durchzuführen, da dadurch die Komplexität und das umfassende Beüben von Fähigkeiten nicht mehr gewährleistet ist. So werden z.B. die Fähigkeit der zielgerichteten Armbewegung bei der Zielbewegung beübt, die Fähigkeit schneller Fingerbewegungen beim Tippen, die feine Fingerschicklichkeit beim Umdrehen der Metallscheiben, die grobe manuelle Geschicklichkeit bei den Kruken und die präzise visuell geführte Armbewegung beim Labyrinth. Arm- und Handruhe („Steadiness") werden beim Durchstreichen, bei den Schrauben und den Holzklötzen benötigt, wobei diese Aufgaben jeweils noch andere Fähigkeiten erfordern, nämlich insbesondere präziseres visuell geführtes Bewegen, zielgerichtetes Bewegen und feine manuelle Geschicklichkeit.

Wichtig für das Verständnis des Trainings ist das Wissen um den Zusammenhang zwischen Präzision und Geschwindigkeit von Bewegungen. Wenn man versucht, sich mit seiner jeweils best möglichen Bewegungsleistung zu bewegen, und das sollte Ziel beim Arm-Fähigkeits-Training sein, dann gibt es einen festen Zusammenhang zwischen Bewegungsgeschwindigkeit und Bewegungspräzision. Je höher die Präzisionsanforderungen sind und damit je präziser die Bewegung ist, desto langsamer wird die Bewegung sein. Bei niedrigen Präzisionsanforderungen und damit weniger präzisen Bewegungen können diese deutlich schneller ausgeführt werden. D.h., es gibt eine wechselseitige Beziehung zwischen Präzision und Geschwindigkeit. Bei jedem Aufgabentyp des Arm-Fähigkeits-Trainings wird der Patient die jeweils leichteren Aufgaben schneller durchführen und die schwereren jeweils langsamer, und zwar auch bzw. gerade dann, wenn er immer versucht, mit seiner jeweils besten Bewegungsleistung die Aufgaben durchzuführen. Bei der Wiederholung der gleichen Aufgaben würde der Patient jedoch immer die gleiche Zeit benötigen, wenn er einerseits die geforderte Präzision immer einhält und er sich andererseits in seinem Leistungsvermögen nicht steigert. Steigert sich aber sein Leistungsvermögen durch das Training, so wird er es erreichen, dass bei Einhaltung der Präzision er die Bewegungen schneller ausführen kann. D.h., Verbesserungen der motorischen Leistungen können wir dann erkennen, wenn der Patient bei Einhaltung der immer gleichen Präzisionsanforderungen für die Trainingsaufgaben weniger Zeit braucht. Über diese Leistungsverbesserung wird er dann jeweils unterrichtet.

Für das Training ist also wichtig, dass der Patient einerseits versucht, seine jeweils beste motorische Leistung beim Training zu erreichen und dass der Therapeut den Patienten hierzu anhält. Der Patient soll aber auch angehalten werden, die bei jeder Aufgabe erforderliche Präzision und auch im Verlaufe des Trainings immer einzuhalten. Denn eine Verbesserung der Geschwindigkeit auf Kosten der Präzision stellt keine Leistungsverbesserung dar und nützt dem Patienten nichts. Die eigentliche Rückmeldung über die Leistungsfähigkeit erhält der Patient über die Zeit, die er für die Bewegungsaufgaben braucht. Die Einhaltung der Präzisionsanforderung ist eine Notwendigkeit, auf die der Patient bei der Durchführung der Aufgaben jeweils ggf. hingewiesen wird.

Während Präzision und Zeit bzw. Dauer einer Aufgabe mit dem Ergebnis, also dem Erfolg der Bewegung zu tun haben, ist es auf der anderen Seite wichtig zu beachten, wie die Bewegung durchgeführt wird. Dieser Bereich wird beim Arm-Fähigkeits-Training dem Patienten nicht ständig rückgemeldet. Vielmehr soll der Therapeut den Patienten in seiner Bewegungsausführung beobachten und nur dann korrigierend eingreifen, wenn dies erforderlich erscheint. Denn die im Training hauptsächlich und standardisiert erfolgende Rückmeldung bezieht sich auf die motorische Leistung und nicht auf die Art und Weise der Durchführung der Bewegung. Gewünscht und erforderlich ist dennoch eine selektive Bewegungskontrolle des Armes in einer für die Aufgaben jeweils „natürlichen“ Weise. Kompensatorische Bewegungen (wie etwas Rumpf-bewegungen) und ungünstige Kombinationen von Schulterblattbewegungen und Bewegungen im Glenohumeralgelenk, oder eine über die für Halteaktivität notwendige hinausgehende Kokontraktion, oder ein zu starker distaler Tonusaufbau (z.B. in den Fingerflektoren) sollen vom Therapeuten erkannt und in der Übungssituation korrigierend berücksichtigt werden. Dies kann einerseits so erfolgen, dass der Patient bezüglich seines „ungünstigen“ Bewegungsverhaltens beraten wird. Andererseits kann, wenn diese Probleme am ersten Trainingstag bereits auffallen und vom Patienten nicht korrigiert werden können, eine entsprechende Modifikation der Trainingsaufgaben erfolgen, die dem Patienten eine günstigere Bewegungsweise erleichtert.

8.2.2. Die Trainingsaufgaben

Zielbewegungen

Der Patient wird aufgefordert, jeweils vom Ausgangspunkt ausgehend, nacheinander die Zielpunkte und den Ausgangspunkt im Wechsel durch möglichst schnelle Bewegungen mit der Spitze des Stiftes zu berühren, aber so, dass die Zielpunkte tatsächlich immer getroffen werden. Dabei kann erwartet werden, dass der Patient die Bewegungen zu den großen Zielpunkten schneller durchführen kann als zu den kleinen Zielpunkten.

Zunächst hält der Patient den Stift auf dem Ausgangspunkt.

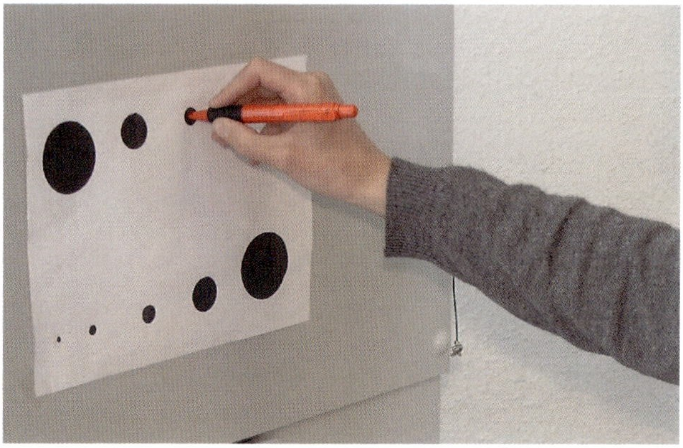

Auf Kommando soll der Patient mit dem Stift gezielt den ersten Punkt der obersten Reihe, dann den Ausgangspunkt, den zweiten Punkt der obersten Reihe usw. berühren. Danach werden auf die gleiche Weise die Punkte der unteren Reihe gezielt angetippt. Im Anschluß daran werden jeweils der Ausgangspunkt und die Punkte auf der Vorlage auf dem Tisch möglichst mit geraden Linien strahlenförmig verbunden.

Wichtig ist, dass jeder Zielpunkt genau getroffen wird, bzw. die Bewegung korrigiert wird, bis das Ziel erreicht ist. Sind diese Bewegungen durchgeführt, wird die Übung erneut begonnen.

Tippen

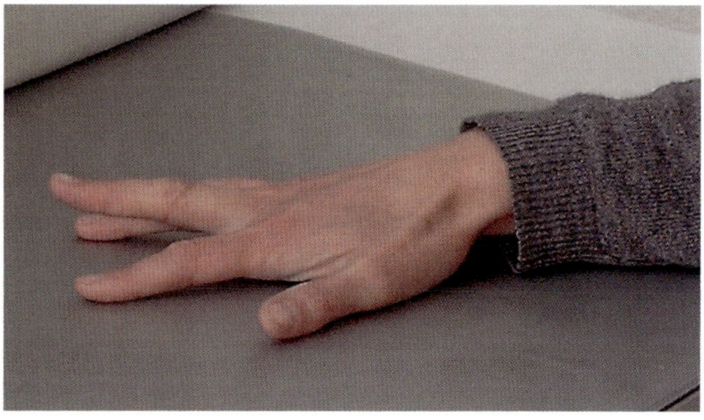

Der Arm liegt bis zum Ellenbogen flach auf dem Tisch. Abwechselnd soll nun mit dem Daumen, dem gestreckten Zeigefinger bzw. dem Mittelfinger jeweils dreimal hintereinander auf den Tisch aufgetippt werden. Dabei ist darauf zu achten, dass die Bewegungen mit einer gut erkennbaren Bewegungsamplitude durchgeführt werden. Der Patient soll die Bewegungen möglichst schnell durchführen. Eine Tonuszunahme im Unterarm mit Handgelenksflexion soll vermieden werden.

Durchstreichen

Das Blatt liegt vor dem Patienten auf dem Tisch, der Kugelschreiber wird in der betroffenen Hand gehalten. Arm und Hand liegen nicht auf dem Tisch und werden auch bei der gesamten Durchführung der Aufgabe nicht auf den Tisch gelegt.

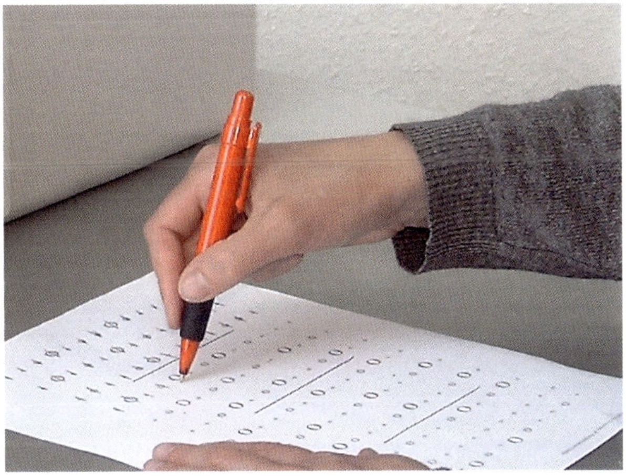

Die Kreise sollen jetzt zügig nacheinander durchgestrichen werden. Die Präzision der Aufgabe besteht darin, dass der Strich innerhalb des Kringels zu sehen ist. Anderenfalls muss der Versuch wiederholt werden.

In der ersten Zeile werden die Kringel von links nach rechts, in der zweiten Reihe von rechts nach links und in der nächsten wieder von links nach rechts durchgestrichen.

Metallscheiben umdrehen

Zunächst wird die für den Patienten korrekte Anzahl der Metallscheiben (s. 2.3 Individuelle Anpassung der Aufgabe) auf der Vorlage verteilt. Der Patient soll nun die Scheiben möglichst zügig umdrehen. Er darf sie dabei aber nicht über die Tischkante ziehen, denn sie sollen von ihm mit den Fingern angehoben und gewendet werden.

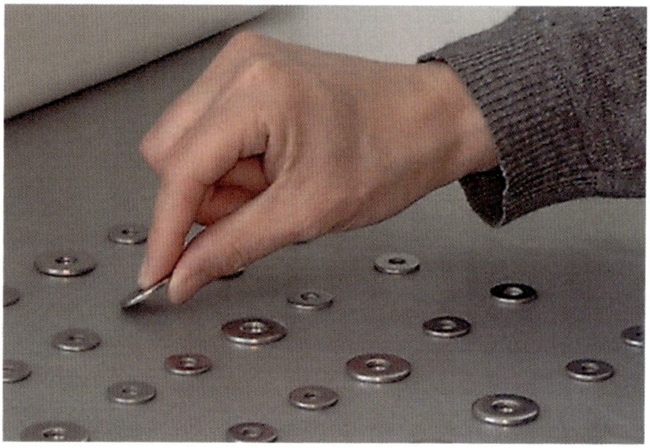

Labyrinth

Das Blatt liegt vor dem Patienten auf dem Tisch. Der Kugelschreiber wird in der betroffenen Hand gehalten. Arm und Hand liegen dabei nicht auf dem Tisch und dürfen auch nicht während der Aufgabe auf dem Tisch abgelegt werden. Der Patient wird nun aufgefordert, zügig einen Strich durch das Labyrinth zu ziehen, und zwar ohne an die Begrenzungslinie oder darüber hinaus zu kommen. Für jeden Fehler, den der Patient macht, wird eine „Strafsekunde" an die tatsächliche Bewegungszeit angehängt. Das erste Labyrinth wird von links nach rechts durchgeführt, das zweite von rechts nach links usw.

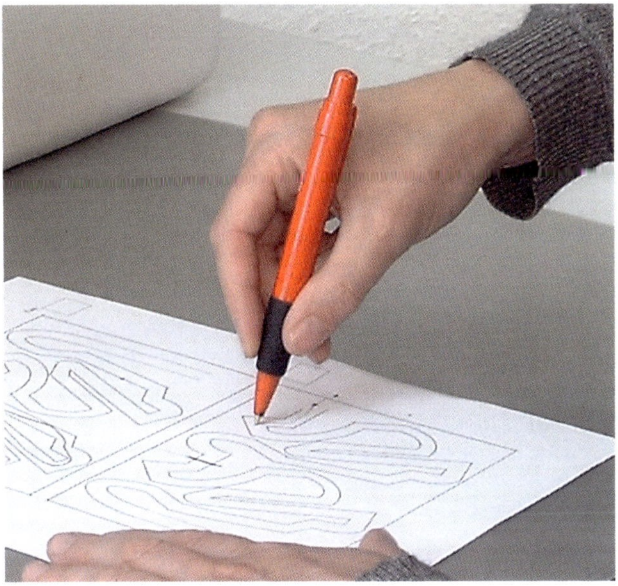

Schrauben

Die Schrauben und Muttern werden so auf den Tisch gelegt, dass die kleineren Schrauben und Muttern direkt vor dem Patienten auf dem Tisch liegen, die größeren etwas weiter weg vom Patienten auf dem Tisch. Die Schrauben werden in einer Reihe vor den Patienten auf die nichtbetroffene Seite gelegt, die Muttern werden vor den Patienten auf die Seite der betroffenen Hand gelegt. Der Patient soll mit der gesunden Hand zuerst eine Schraube aufnehmen, mit der betroffenen Hand die dazugehörige Mutter. Die Mutter soll nun, ohne dass die Schraube bewegt wird, soweit auf die Schraube aufgedreht werden, bis sie bündig auf der Schraube sitzt. Der Patient soll nacheinander große und kleine Schrauben in der für ihn festgelegten Anzahl zügig bearbeiten. Der Therapeut achtet darauf, dass vom Patienten eincrseits nicht die Schraube mit der gesunden Hand gedreht wird und dass andererseits die Mutter tatsächlich soweit aufgedreht wird, bis sie bündig abschließt. Wenn der Patient die Schraube mit Mutter abgelegt hat und die nächste Schraube und Mutter aufgenommen hat, dreht der Therapeut wieder die Schraube von der Mutter herunter und legt sie dem Patienten wieder in die entsprechende Ausgangsposition, damit er, wenn er mit den anderen Schrauben fertig ist, diese wieder zur Verfügung hat.

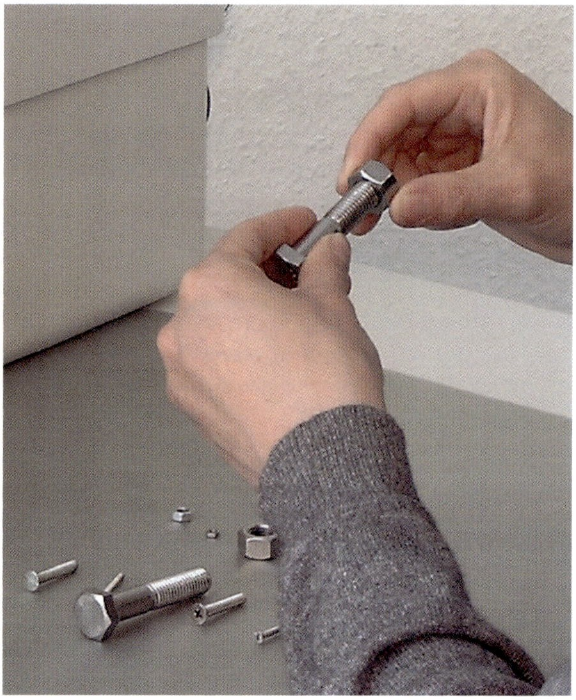

Holzklötze

Die Holzklötze werden in zwei parallelen Reihen so auf den Tisch gestellt, dass die zu bewegenden kleineren Steine sich auf der Seite der zu beübenden Hand befinden. Beginnend mit dem vom Patienten am weitesten entfernten Paar werden in jeder Reihe die Bauklötze aufeinander gestellt und anschließend in der gleichen Reihenfolge wieder in die Ausgangsposition zurückgestellt. Danach wird die Aufgabe von neuem durchgeführt. Bei den ersten drei Paaren, die vom Patienten weiter weg sind, werden die Holzklötzchen jeweils senkrecht aufeinander gestellt. Bei den Paaren vier und fünf, die dem Patienten näher sind, werden die Holzklötzchen aufgenommen und mit einer Pronationsbewegung des Unterarmes quer auf die Zielholzklötzchen gelegt. Beim Wiederheruntemehmen werden diese Holzklötzchen aufgenommen und mit einer Supinationsbewegung wieder in die Ausgangsposition gestellt. Verliert der Patient ein Holzklötzchen oder fällt ein Zielholzklötzchen um, so darf der Therapeut wieder die Ausgangsposition herstellen, die Aufgabe muss erneut durchgeführt oder vervollständig werden.

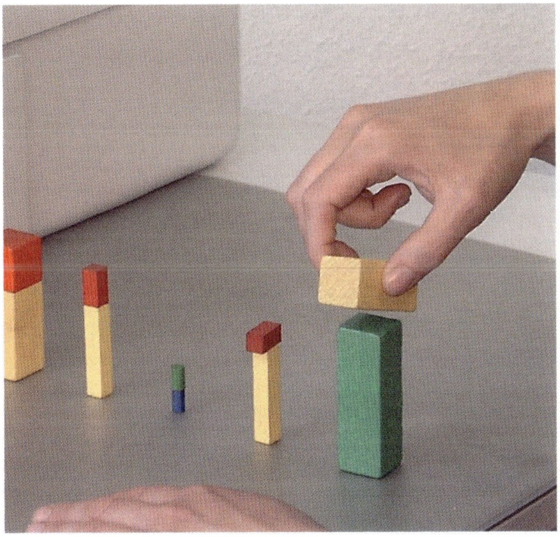

Kruken

Auf dem Tisch, und zwar mit einem Abstand von 24 und 42 cm von der vorderen Kante des Tisches, stehen zwei Reihen Kruken mit drei verschiedenen Größen. Die kleinste Kruke befindet sich auf der Seite des betroffenen Armes, die größte Kruke auf der anderen Seite, die mittlere dazwischen.

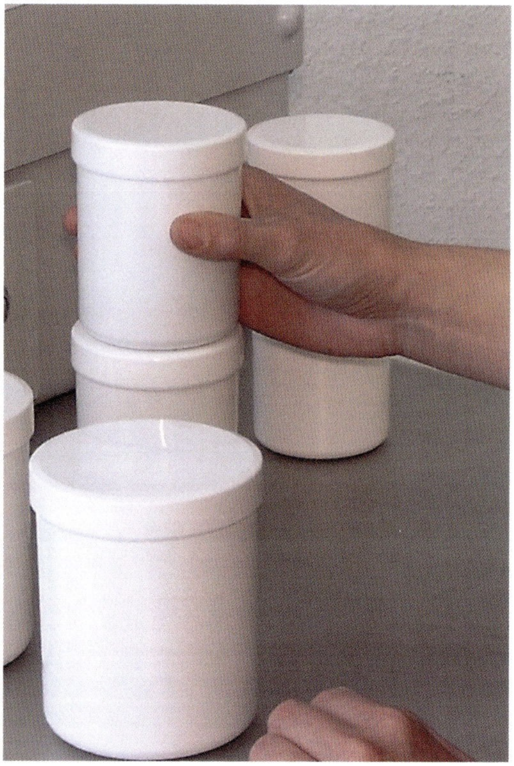

Der Patient soll nun mit der kleinsten Kruke beginnend mit der betroffenen Hand die vorderen Kruken auf die hinteren stellen und sie anschließend in der gleichen Reihenfolge wieder herunternehmen. Der Bewegungsablauf wird dann wiederholt. Die Aufgabe soll zügig durchgeführt werden. Die Präzisionsanforderung ist, dass die Kruken aufeinander stehen bleiben.

8.2.3. Individuelle Anpassung der Trainingsaufgaben

Am ersten Tag wird getestet, inwieweit der Patient die Aufgaben durchführen kann. Dabei wird auch festgelegt, ob sie modifiziert werden müssen, um den Patienten nicht zu überfordern bzw. damit im Trainingsablauf keine Aufgaben enthalten sind, die der Patient nicht ausführen kann. D.h., es werden ggf. die schwierigsten Anteile der Aufgaben weggelassen oder Aufgaben durch leichtere ersetzt.

Die Zielbewegung kann in der Höhe angepasst werden. Beim Tippen kann es sein, dass der Patient den Mittelfinger noch nicht selektiv bewegen kann. Beim Durchstreichen muss ggf. auf die größeren Vorlagen zurückgegriffen werden. Beim Metallscheiben Umdrehen muss ggf. auf kleinere Scheiben verzichtet werden, beim Labyrinth muss ggf. auf die größere Vorlage zurückgegriffen werden. Bei den Schrauben muss ggf. auf die kleinste Schrauben- und Muttergröße verzichtet werden, gleiches gilt für die Holzklötze. Bei den Kruken muss ggf. auf die schwerste Kruke verzichtet werden. Dies bedarf einer individuellen Einschätzung.

Es sollte jedoch nicht leichtfertig eine Aufgabenerleichterung eingeführt werden, da dies dem Patienten im Weiteren auch Entwicklungsmöglichkeiten nimmt. Denn die am ersten Tag festgelegte Trainingsform wird in den nächsten Wochen des Trainings so beibehalten.

Neben der Frage, ob der Patienten eine Aufgabe durchführen kann, wird bei der ersten Trainingssitzung auch festgestellt, wie viele Aufgabendurchgänge innerhalb einer Minute vom Patienten bewältigt werden. Dies dient dazu, dass sogenannte „Trainingsblöcke“ als Arbeitspakete festgestellt werden können, die der Patient dann jeden Tag in gleicher Weise wieder als Aufgabe gestellt bekommt. Wie bereits bei den allgemeinen Hinweisen ausgeführt, ist es wichtig, dass der Patient die Bewegungen mit der geforderten Präzision, also exakt, aber auch so schnell wie möglich durchführt. Nur so kann das motorische Leistungsvermögen am Anfang des Trainings korrekt eingeschätzt und damit dic Anzahl der Trainingsaufgaben wiederum korrekt festgelegt werden. Für jede Aufgabe wird viermal getestet, wie viele Aufgabendurchgänge der Patient in einer Minute bewältigen kann. Der Durchschnittswert dieser vier Erfassungen stellt die Anzahl der Aufgabendurchgänge dar, die der Patient beim Training durchführen muss. Die so festgestellt Zahl entspricht dem sogenannten Block jeder Aufgabe.

8.2.4. Durchführung des Trainings

Beim Arm-Fähigkeits-Training werden täglich (d.h. werktäglich) über mehrere Wochen, z.B. über drei Wochen, alle Trainingsaufgaben und zwar in der o.g. Reihenfolge durchgeführt. Für jede Aufgabe bereitet der Therapeut das Übungsmaterial vor.

Der Patient sitzt auf einem Stuhl so dicht vor dem Tisch, dass er die Aufgabe durch Armbewegung gut bewältigen kann, ohne den Rumpf einsetzen zu müssen.

Der Patient sollte beim Training immer wieder präsent haben, dass er die Präzisionsanforderung jeder Aufgabe einhalten soll und andererseits versuchen soll, die Bewegungen in möglichst kurzer Zeit durchzuführen.

Jeden Tag werden nacheinander pro Aufgabe jeweils vier Blöcke dieser Aufgabe wiederholt. Der Patient bekommt vor jeder Aufgabe gesagt, wie viele Aufgabendurchführungen er ausführen soll (= 1 Block), es sei denn, er weiß dies im Verlauf des Trainings bereits.

Auf Kommando beginnt der Patient mit der Durchführung der Aufgabe, und die Computerzeitmessung wird gestartet (Ampel wird grün). Sobald die geforderte Zahl der Bewegungen erreicht ist, wird die Zeit mit dem Computer gestoppt.

Der Patient erhält beim Training nach jedem Block auf dem Computerbildschirm als Balkendiagramm eine grafische Darstellung der für den Block benötigten Zeit und falls bereits mehrere Blöcke dieser Aufgabe am Trainingstag durchgeführt wurden, das Balkendiagramm mit den Zeiten aller Trainingsblöcke dieser Aufgabe. Nach dem vierten Block jeder Aufgabe erhält der Patient dann am Bildschirm wiederum mit einem Balkendiagramm eine Rückmeldung darüber, ob sich sein Zeitbedarf pro Tag (Mittelwert von vier Blöcken) im bisherigen Therapiezeitraum verändert hat. Der Therapeut soll die Grafik dem Patienten soweit erforderlich erläutern.

Zwischen den Trainingsblöcken bzw. zwischen den Aufgaben kann eine kurze Pause gemacht werden, deren Länge sich nach den Bedürfnissen des Patienten richtet.

Falls dies vom Patienten gewünscht wird, kann ihm angeboten werden, einmal pro Woche ein Übersichtsdiagramm über alle Tagesdurchschnitte der verschiedenen Aufgaben auszudrucken und auszuhändigen.

Die Ergebnisrückmeldung hilft dem Patienten, den wesentlichen Gedanken des Trainings, nämlich der Verbesserung der sensomotorischen Effizienz im Training umzusetzen und sollte deshalb möglichst beim Training auch benutzt werden. Es gibt jedoch auch gelegentlich Patienten, die durch die zusätzliche Komplexität, die die Rückmeldung beim Training bewirkt, eher irritiert oder überfordert sind. Bei diesen Patienten kann die zeitliche Entwicklung des Therapieverlaufes auch erfaßt werden ohne dass eine grafische Rückmeldung dem Patienten gegeben wird (das AFT-Programm sieht eine entsprechende Einstellung vor).

8.3. Benutzung des AFT-Programms

8.3.1. Installation des Programms

Die Installation des Programms geschieht mit dem auf der CD zur Verfügung gestellten Installationsprogramm. Zur Installation bitte das Programm „AFTSETUP.exe“ aufrufen. Nach Abschluss der Installation findet sich auf der PC-Oberfläche ein Symbol mit dem Namen „AFT 1.1“.

Durch Doppelklicken wird das Programm gestartet (oder START -> alle Programme -> AFT 1.1.).

8.3.2. Der erste Tag des Trainings mit AFT-Programm (zweiter Tag des Trainings)

Ab dem zweiten Tag wird das AFT-Programm für das Training benutzt. Folgende Eingaben und Einstellungen müssen vor Trainingsbeginn erfolgen:

Unter „Projektdaten“ (F5) werden die Patientenangaben, nämlich Name, Vorname, Geburtsdatum eingetragen, unter „Bemerkungen“ können weitere Angaben eingetragen werden. Bei einer dreiwöchigen Behandlung mit 15 Therapieeinheiten handelt es sich um den ersten von 14 Tagen. „Viermal Wiederholung“ soll eingestellt sein, alle Übungen vom rechten Feld „Aufgabenauswahl“ müssen markiert und in das linke Feld („Aufgabenliste“) herüberbezogen werden (durch Mausbewegung) oder „Hinzu“ anklicken. Die Wahl „Grafik während der Messung“ soll angeklickt bleiben. Unter „Einstellungen“ (F8) soll kontrolliert werden, ob folgende Voreinstellungen zutreffen: „14 Trainingstage“, „4 Wiederholungen“. Die Voreinstellung der Mindestgröße der Diagrammskala ist 16 Sekunden. Die Balkendiagramme passen sich dann jeweils der längsten Dauer eines „Blockes“ automatisch an. Falls dies nicht gewünscht ist, kann die Mindestgröße der Diagrammskala (in Sekunden) ggf. auf einen Wert von z.B. 60 Sekunden eingestellt werden. Dann sind absolute Veränderungen über Trainingstage besser, relative Veränderungen aber ggf. schlechter erkennbar. Es gibt die Möglichkeit Messwerte zusätzlich numerisch auf den Balken anzeigen zu lassen („Messwerte obenauf“). Dies wird in der Regel nicht empfohlen, kann aber bei Personen, die eine präzise Rückmeldung wünschen, ein zusätzlicher Anreiz sein.

8.3.3. Durchführung des Trainings

Die Aufgaben

Bei der Benutzung des Trainingsprogramms beim Training ist Folgendes zu beachten:

Die Karteikarte auf dem Bildschirm muss den aktuellen Tag anzeigen. Dann ist auch die Ampel gelb, sonst ist sie rot. Die Aufgaben müssen in der vorgegebenen Reihenfolge durchgeführt werden. Beginn und Ende des Blockes (Start und Stop) erfolgen durch Drücken der Leertaste. Während der Messung leuchtet die Ampel grün. Nach der Durchführung der vorgegeben Wiederholung eines Aufgabentyps geht das Programm automatisch in die Spalte des nächsten Aufgabentyps, so dass die Aufzeichnung der Trainingsdaten entsprechend fortgesetzt werden kann. Den jeweiligen Stand kann man in der Tabelle für den aktuellen Tag stets mit verfolgen.

Ergebnisrückmeldung

Während der Patient die einzelnen Aufgabenblöcke durchführt, nämlich in der Regel vier Blöcke pro Aufgabentyp pro Tag, erhält er mit einem Balkendiagramm jeweils die Rückmeldung über die Veränderungen der benötigten Zeit für diese Blöcke. D.h., während dem Training sieht er nach Beendigung eines jeden Blockes einen neuen Balken auftauchen. Für jeden Aufgabentyp stellt das Programm nur die Balken für diesen Aufgabentyp dar und wählt eine Farbe. Daher kann der Patient für jeden Aufgabentyp beim Training sehen, ob die Zeiten für die Blöcke sich verbessert haben oder nicht.

Dieser als „Knowledge of Result (Ergebnisrückmeldung)“ gekennzeichnete Diagrammtyp erscheint nur, wenn unter Projektdaten (F5) „Grafik während Messung“ markiert ist.

Neben der Rückmeldung über die Veränderungen innerhalb der Trainingssitzung gibt es auch die Ergebnisrückmeldung über die bisherigen Trainingstage hinweg. Mit der Funktionstaste „F11" kann der Therapeut dem Patienten diese Ergebnisrückmeldung für einen Aufgabentyp mit einem entsprechend gestalteten Balkendiagramm zeigen: diese Grafik wird mit „Statistik Verlauf Übungen" gekennzeichnet. Hier werden pro Aufgabe die (gemittelte) Dauer (für die Blöcke) pro Tag für alle bisherigen Trainingstage gezeigt. Wenn für eine Aufgabe alle Blöcke an einem Tag absolviert sind, sollte der Therapeut dem Patienten diese grafische Rückmeldung geben. Wird mehrfach auf „F11" gedrückt, so wird jeweils der nächste Aufgabentyp (über alle Trainingstage) angezeigt.

Wenn mit dem Start- und Stop-Signal, also mit der Leertaste, die nächste Trainingsaufgabe begonnen wird, erhält man automatisch wieder die grafische Rückmeldung für den jeweiligen Tag und den anstehenden Aufgabentyp.

Am Ende einer Behandlungswoche empfiehlt es sich, dem Patienten die grafische Gesamtübersicht des bisherigen Trainingsverlaufs zu zeigen. Diese, als „Statistik gesamt" bezeichnete Grafik erhält man, indem man die Funktionstaste „F12" drückt. Hier werden die Ergebnisse aller Trainingsaufgaben für alle bisherigen Trainingstage im Überblick dargestellt. Dem Patienten soll – falls er dies wünscht –,die Grafik auch als Ausdruck gegeben werden („Messung" –> „Grafik drucken" bzw. Strg+P).

Fehler beheben

Wird versehentlich eine Messung falsch durchgeführt, z.B. die Zeit wurde bereits gestoppt, aber der Patient hat Aufgabe noch nicht begonnen, oder der Block muss noch einmal wiederholt werden, weil der Patient aus wichtigen Gründen die Durchführung unterbrechen musste, so besteht die Möglichkeit, dieses zu korrigieren. Zunächst muss die Ampel wieder auf Gelb stehen (Start- und Stop-Signal mit Leertaste erfolgt), dann kann (können) mit der Backspace-Taste[1] die letzte(n) Messung(en) gelöscht werden. Diese(r) gelöschte(n) Block (Blöcke) kann (können) noch einmal (korrekt) gemessen werden.

(Technische Anmerkung: [1] Die Backspace-Taste ist die Taste auf der Tastatur, die mit einem großem Pfeil nach links gekennzeichnet ist und dazu dient, das letzte Zeichen zu löschen.)

Weitere Funktionstasten

„F6" und "F7": Wechsel zwischen aktiven Blättern (Tabellen pro Tag, Einstellungen, Projektdaten)

„F10": Wechsel zwischen Grafik und Tabelle, wenn eine „Statistik-Grafik" (F11 oder F12) aktiviert ist.

8.3.4. Speichern der Trainingsdaten

Die Trainingsdaten können zu jedem Zeitpunkt zwischengespeichert werden mit „Datei speichern". Dies sollte nach jeder Beendigung eines Trainings erfolgen. Es kann aber auch zwischendurch erfolgen, wenn ausnahmsweise die Trainingseinheit einmal aus wichtigem Grund unterbrochen werden muss. Dann kann bei Wiederöffnen dieser Datei auf den letzten Trainingsstand unmittelbar zurückgegriffen werden.

8.3.5. Beenden des Programms

Mit „Datei beenden" kann das Trainingsprogramm beendet werden. Dabei wird noch einmal abgefragt, ob die zuletzt benutzte Patientendatei zuvor noch einmal gespeichert werden soll.

9. Manual zum Fugl-Meyer-Test (Arm)

9.1. Vorbemerkungen

Der Fugl-Meyer-Test wurde von Fugl-Meyer und Mitarbeitern (1975) veröffentlicht. Der Fugl-Meyer-Test ist ein kumulatives numerisches Bewertungssystem für die Beurteilung der motorischen Funktion, der Gleichgewichtsfunktion, der Somatosensibilität und der passiven Gelenksbeweglichkeit bzw. Schmerzen bei passiven Gelenksbewegungen bei Patienten mit zerebrovaskulären Schädigungen und daraus resultierender Hemiparese.

Die Autoren gehen davon aus, dass die Erholung der Willkürbeweglichkeit sich in einer Reihenfolge von zunächst synergistischer Bewegungsfähigkeit hin zur isolierten Bewegungsfähigkeit entwickelt. Zunächst sollen Willkürbewegungen innerhalb dynamischer Flexoren- oder Extensorensynergien durchgeführt werden können, dann bei einer Mischung von dynamischen Flexoren- und Extensorensynergien, und schließlich sollen sich dann im weiteren Erholungsverlauf Willkürbewegungen ohne Synergieabhängigkeit wiederherstellen lassen.

Die Beeinträchtigung somatosensibler Defizite wird mit einem eignen Untertest erfasst.

Die Autoren berücksichtigen ferner, dass sich bei einer Lähmung als Folgeerscheinungen Gelenkschmerzen einstellen können sowie eine verminderte passive Gelenksbeweglichkeit, auch diese Aspekte werden beurteilt.

Während der Fugl-Meyer-Test die obere Extremität, die untere Extremität und für beides die Somatosensibilität sowie die passive Gelenksbeweglichkeit (Gelenksschmerz) dokumentiert, beschränkt sich dieses Manual auf die Aspekte der oberen Extremität. Dabei wird die Nomenklatur von Fugl-Meyer et.al. 1975 übernommen.

Das deutschsprachige Manual basiert auf einer Übersetzung des englischsprachigen Manuals (Platz et al., 2005) durch den Autor. Das englischsprachige Manual war eine Initiative einer von der Europäischen Kommission geförderten Europäischen Arbeitsgruppe (vgl. Autoren des Englischen Manuals), an der der Autor als Leiter für den Bereich „klinische Skalen" maßgeblich beteiligt war. In die Übersetzung des deutschsprachigen Manuals ist zudem eine mehrjährige Erfahrung des Autors und seiner Arbeitsgruppe mit dem Test in klinischen Studien eingeflossen.

Das Manual gliedert sich in die Abschnitte:

- Motorische Funktion der oberen Extremität mit
    - A. Schulter / Ellenbogen / Unterarm,
    - B. Handgelenk,
    - C. Hand,
    - D. Koordination / Geschwindigkeit, gefolgt von
- H. Somatosensibilität und
- J. Passive Gelenksbeweglichkeit / Gelenksschmerz.

9.2. Allgemeine Hinweise

Im Manual wird generell unterschieden zwischen einerseits der Durchführung des Tests und andererseits der Auswertung des Tests.

Aufgabendemonstration und Erklärung

Die Erläuterung zur Durchführung der Aufgaben sollten so beschaffen sein, dass der Patient in die Lage versetzt wird, seine bestmögliche Aufgabendurchführung zu zeigen. D.h., der Untersucher zeigt durch verbale Aufforderung und durch Demonstration – zunächst für die nicht oder weniger betroffene Seite – die Durchführung der Aufgabe, die der Patient aktiv nachvollzieht. Damit soll sichergestellt werden, dass der Patient die Aufgabe korrekt verstanden hat. Nachfolgend wird die Aufgabe für die betroffene Seite demonstriert. Beim Fugl-Meyer-Test geht es nicht darum festzustellen, ob der Patient Aufgaben verstehen kann und Aufgaben umsetzen kann, sondern lediglich darum festzustellen, ob er eine korrekt verstandene Aufgabenanweisung im Sinne der Willkürbewegung umsetzen kann.

Untersuchungssituation und -material

Für die Untersuchung sitzt der Patient auf einem normalen Stuhl ohne Armlehnen, falls eine nicht ausreichende Sitzbalance besteht, ist auch die Untersuchung in einem Rollstuhl möglich. Empfohlen wird leichte Oberkörperbekleidung, um die relevanten Körperteile gut einsehen zu können. Die für die jeweilige Aufgabe notwendige Startposition muß eingenommen werden, es sei denn, der Patient hätte dabei Schmerzen. Für die Durchführung des Testes wird ein Reflexhammer gebraucht, ein DIN-A-4-Blatt, auf die Größe A 6 gefaltet, ein Bleistift, ein zylindrisches Objekt mit 3 cm Durchmesser sowie ein Tennisball.

Videodokumentation

Es wird empfohlen, die Durchführung der Aufgaben mit einer Videokamera aufzunehmen, um eine nachträgliche Bewertung zu ermöglichen. Die Erfahrung hat gezeigt, dass eine gleichzeitige Durchführung und Auswertung des Testes nicht leicht ist, bzw. zu Qualitätseinbußen führen kann. Empfohlen wird die Benutzung eines großen Spiegels, der im 45°-Winkel zum Körper des Patienten neben diesem aufgestellt wird, so dass die Videokamera sowohl einen frontalen als auch einen Seitblick auf den Patienten dokumentieren kann (siehe Fotobeispiel auf der nächsten Seite).

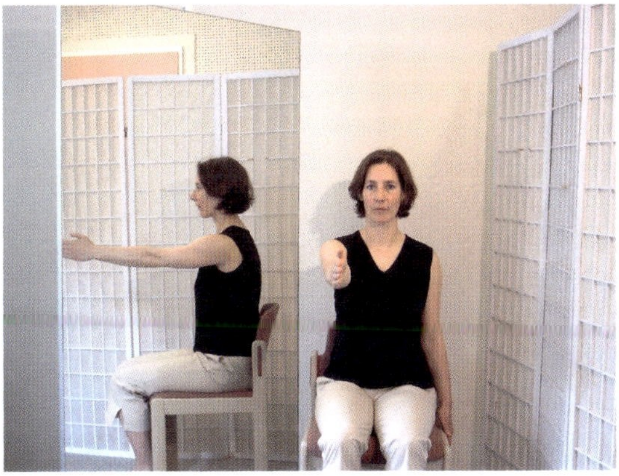

Es empfiehlt sich, sowohl die Durchführung der nicht-betroffenen als auch der betroffenen Seite videographisch aufzunehmen, um sicherzustellen, dass ein ausreichendes Verständnis vorhanden war. Die Bewertung erfolgt dann allerdings nur für die betroffene Seite.

9.3. Spezifische Durchführungs- und Auswertungshinweise

A. **Schulter / Ellenbogen / Unterarm**

I. Reflexaktivität

Durchführung

3 Reflexe werden ausgelöst, der Biceps-, Triceps- und Fingerflexoren-Reflex. Für den Bicepssehnenreflex und den Fingerflexorenreflex liegt der Arm auf dem Oberschenkel des Patienten in supinierter Stellung. Der Fingerflexorenreflex wird vom Untersucher ausgelöst, indem er seinen Zeigefinger auf die proximalen Glieder der Finger legt und mit dem Reflexhammer auf seinen Zeigefinger schlägt. Für die Auslösung des

Tricepsreflexes wird der Arm durch den Untersucher abduziert, so dass der Unterarm frei hängen kann.

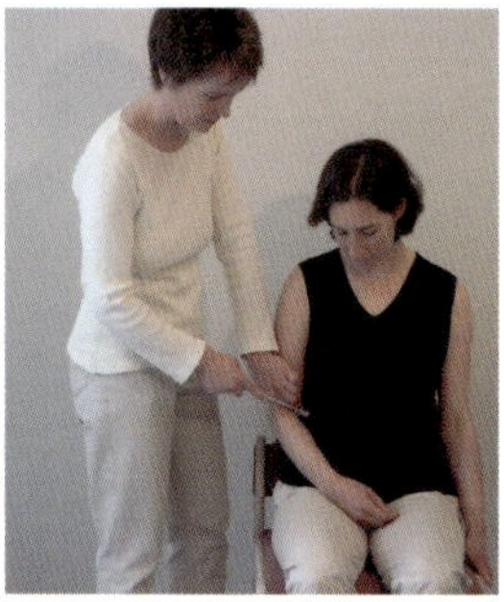 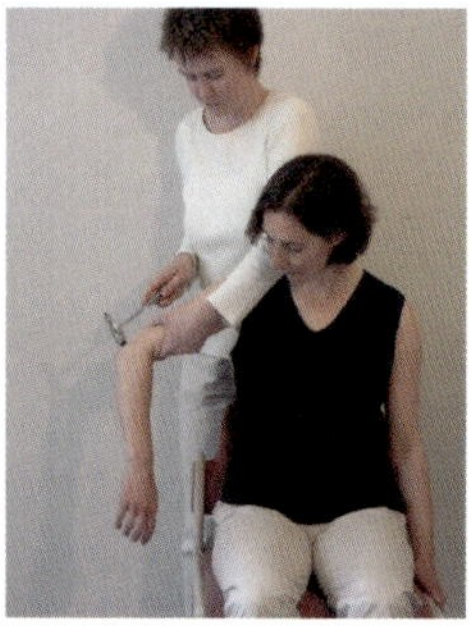 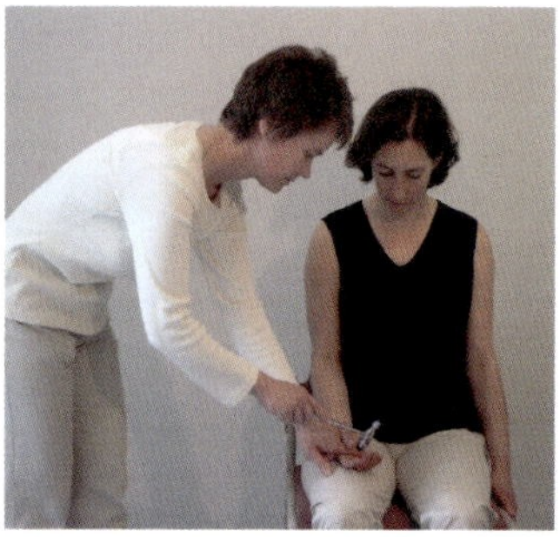

Bewertung

0: keine Reflexaktivität, 2: Reflexaktivität kann ausgelöst werden (um 2 Punkte für die Flexorenreflexaktivität vergeben zu können reicht es, wenn entweder der Biceps- oder der Fingerflexorenreflex auslösbar ist)

II. Willkürbewegung kann innerhalb der dynamischen Flexoren- oder Extensorensynergie ausgeführt werden

a) Flexorensynergie

Durchführung

Der Patient soll durch Willkürbewegungen seinen betroffenen Arm zum Ohr bewegen bei voll supiniertem Unterarm, voll flektiertem Ellenbogen mit einer Schulterabduktion von wenigstens 90°, wobei die Schulter nach außen rotiert, retrahiert und eleviert wird. Am Ende der Bewegungen sollen alle diese Aspekte realisiert sein.

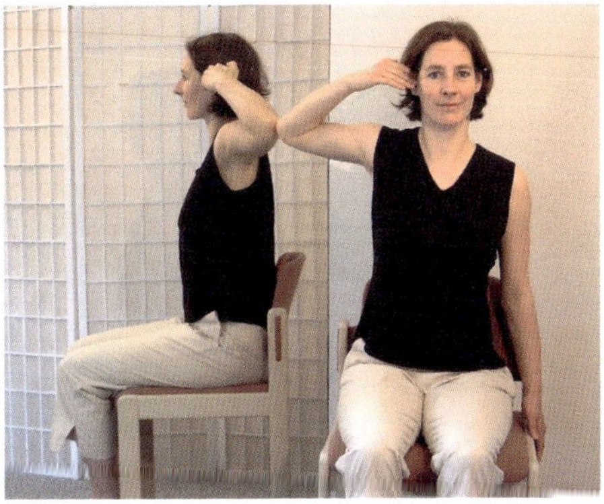

Bewertung

Es wird beurteilt, ob am Ende der Bewegung alle die in der Ausführung genannten Aspekte vollständig vorhanden sind, und zwar jeweils getrennt für den jeweiligen Aspekt:

0: Der spezifische Aspekt kann nicht ausgeführt werden.
1: Der spezifische Aspekt kann nur teilweise ausgeführt werden.
2: Der spezifische Aspekt wird fehlerlos ausgeführt.

b) Extensorensynergie

Durchführung

Die Ausgangsposition für die diese Aufgabe ist die volle Flexorensynergie wie unter a) beschrieben. Falls der Patient diese nicht selbständig einnehmen kann, wird dies vom Untersucher unterstützt. Von dieser Position soll eine aktive Bewegung durchgeführt werden, und zwar soll der Patient die Handfläche auf das kontralaterale Knie legen und dabei in der Schulter den Arm adduzieren und nach innen rotieren, den Ellenbogen extendieren und den Unterarm pronieren. Auch bei dieser Aufgabe geht es um die aktive Bewegungsfähigkeit, d.h., es sollte versucht werden zu vermeiden, dass der Patient die Hilfe der Schwerkraft an Stelle von Muskelaktivität nutzt. Falls der Patient vom Untersucher Hilfestellung erhält und dies bei der Bewegung auch notwendig ist, sollte der Untersucher die gespürten aktiven Bewegungsaspekte laut benennen, damit sie videographisch dokumentiert sind.

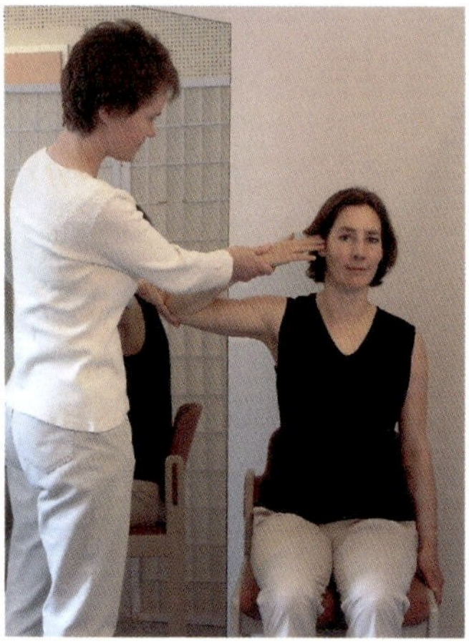
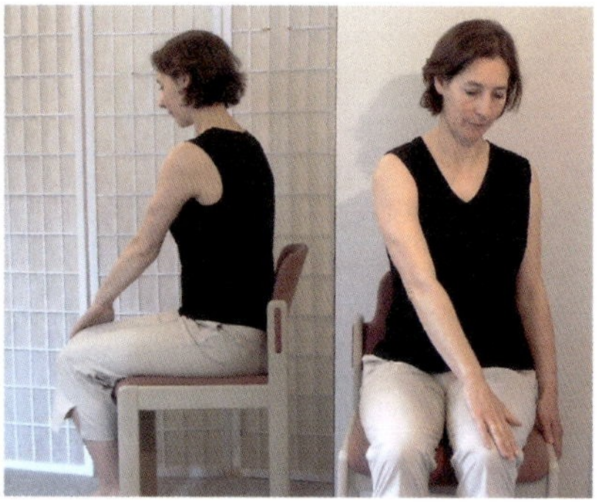

Bewertung

Wie bei a) Flexorensynergie, werden bei b) die gleichen Auswertungskriterien benutzt. Wiederum ist relevant, inwiefern die einzelnen Aspekte, nämlich Unterarmpronation, Ellenbogenextension, Schulteradduktion und -innenrotation am Ende der Bewegung realisiert sind.

III. Willkürbewegung, die mit gemischt dynamischen Flexoren- und Extensorensynergien durchgeführt wird

a) Hand zur LWS

Durchführung

Der Patient soll durch eine aktive Bewegung die betroffene Hand zur LWS führen. Der Patient wird dazu auf dem Stuhl etwas nach vorne gesetzt, um am Rücken Raum für die Hand und den Arm zu schaffen. Der Patient sollte dabei aufrecht sitzenbleiben, um kompensatorische Rumpfbewegungen zu vermeiden. Ggf. darf der Rumpf vom Untersucher stabilisiert werden. Die Aufgabe ist so gedacht, dass der Handrücken die LWS berührt.

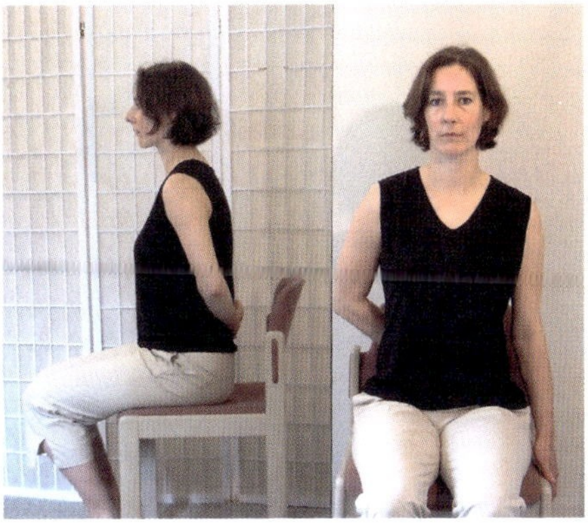

Bewertung

0: Die spezifische Bewegung kann nicht ausgeführt werden, bzw. der Pat. kommt mit seiner Hand nicht hinter die Spina iliaca anterior superior oder nur mit kompensatorischen Bewegungen.
1: Die Hand kommt hinter die Spina iliaca anterior superior (ohne Kompensation oder Einsatz von Schwerkraft).
2: Die Bewegung wird fehlerfrei ausgeführt.

b) Schulterflexion 0 bis 90°

Durchführung

Die Ausgangssituation ist Schulter in Neutralstellung (0°), Ellenbogen ganz extendiert, Unterarm in einer mittleren Position zwischen Pro- und Supination, d.h., der Arm hängt neben dem Stuhl. Der Untersucher soll ggf. dem Patienten helfen, diese Startposition zu erreichen. Die Bewegungsaufgabe ist, dass der Patient die Schulter in einer reinen Flexionsbewegung bis zu 90° (ante)flektiert. Dabei muß der Ellenbogen während des gesamten Bewegungsmaßes voll extendiert bleiben und der Unterarm in der mittleren Position zwischen Pro- und Supination verbleiben.

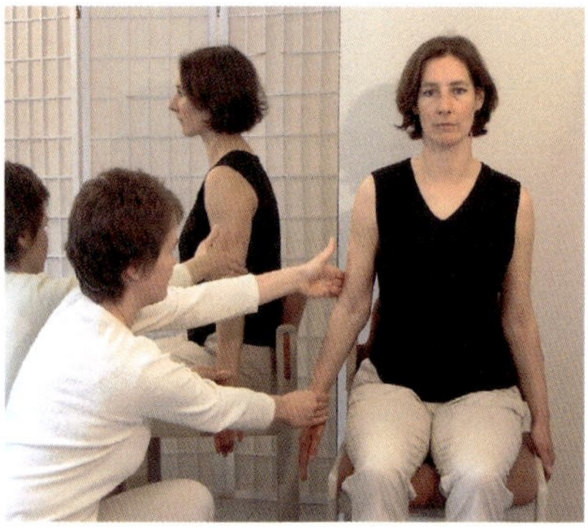

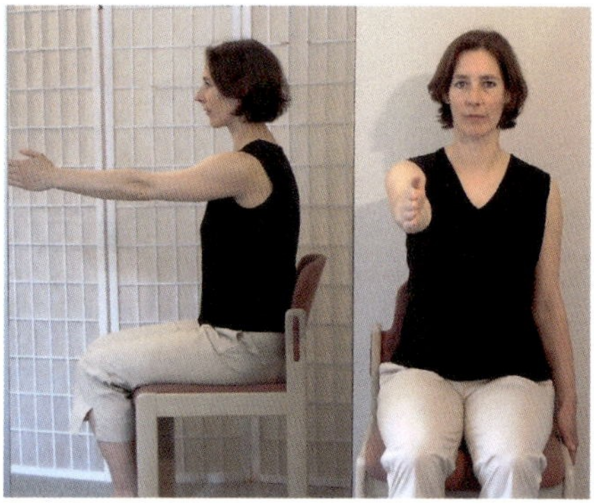

Bewertung

0: Beim Start der Bewegung kommt es unmittel zu einer Schulterabduktion oder einer Ellenbogenflexion.

1: Schulterabduktion oder Ellenbogenflexion erscheinen während der Bewegung, aber nicht gleich am Anfang der Bewegung, oder der Patient kann nicht das volle Bewegungsausmaß erreichen (soweit auch passiv möglich).

2: Die Bewegung wird fehlerfrei ausgeführt.

c) Pro- und Supination des Unterarmes, Ellenbogen in 90° Flexion

Durchführung

Die Ausgangsposition ist die Schulter in Neutralstellung (0°; Ellenbogen nahe am Rumpf), der Ellenbogen ist aktiv bei etwa 90° flektiert. In dieser Position soll der Patient im Unterarm die volle Pro- und Supinationsbewegung ausführen. Sowohl die aktive Einnahme der Ausgangsstellung als auch die Durchführung der Pro- und Supination, soweit die passive Gelenksbeweglichkeit dies zuläßt, sind Bestandteil der Aufgabe. Es empfiehlt sich daher, die passive Pro- und Supinationsbeweglichkeit hier noch einmal direkt im Vergleich zur aktiven Bewegung videographisch festzuhalten.

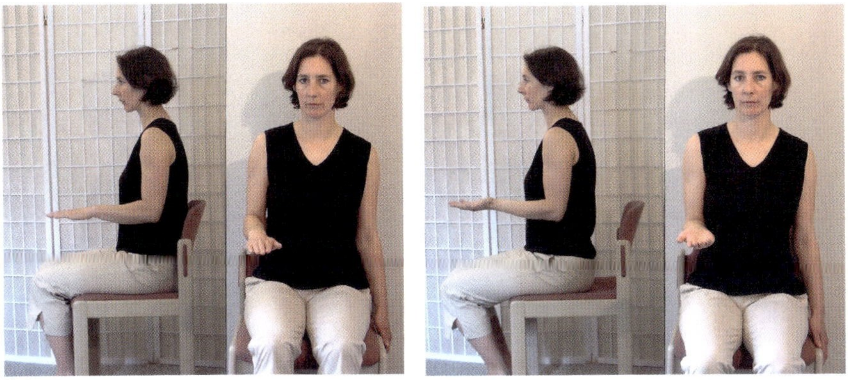

Bewertung

0: Die korrekte Position von Schulter und Ellenbogen kann vom Patienten nicht eingenommen oder die Pro- und Supination kann überhaupt nicht ausgeführt werden.

1: Schulter und Ellenbogen können vom Patienten korrekt positioniert und gehalten werden, dabei kann der Patient eine allerdings eingeschränkte aktive Pro- und Supination des Unterarmes durchführen (sehr eingeschränkte Unterarmbewegung ist ausreichend).

2: Der Patient kann die Startposition für Schulter und Ellenbogen einnehmen und eine im Vergleich zur passiven Beweglichkeit volle aktiven Pro- und Supination des Unterarmes durchführen.

IV. Willkürbewegungen werden mit geringer oder keiner Abhängigkeit von Synergien durchgeführt

a) Schulterabduktion 0 bis 90°

Durchführung

Die Ausgangsstellung ist der neben dem Stuhl hängende Arm mit Neutralstellung in der Schulter (0°), voll extendiertem Ellenbogen und Unterarm in Mittelstellung bezüglich Pro- und Supination (Handfläche parallel zur seitlichen Begrenzung der Stuhlsitzfläche). Der Untersucher soll ggf. dem Patienten helfen, die Ausgangsposition einzunehmen. Die aktive Aufgabe besteht darin, dass der Patient bei durchweg voll extendiertem Ellenbogen und Einbehaltung der mittleren Position des Unterarmes bezüglich Pro- und Supination (Handinnenfläche zeigt bei Bewegung nach unten) die Schulter in einer reinen Abduktionsbewegung bis zu 90° abduziert.

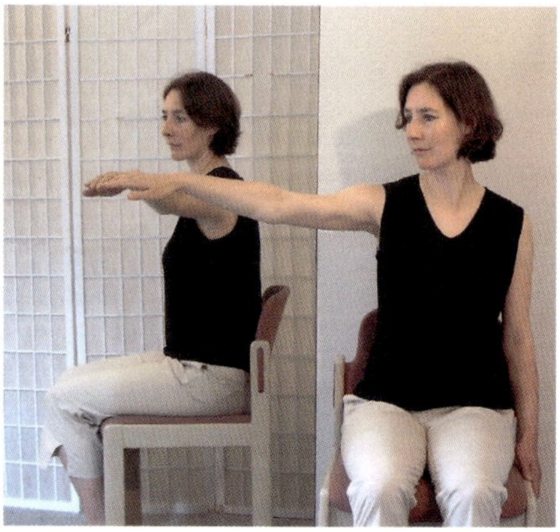

Bewertung

0: Keine aktive Bewegungsfähigkeit oder bei der Abduktionsbewegung bereits initial eine Flexion im Ellenbogengelenk oder initial eine Abweichung von der semipronierten Position des Unterarmes.

1: Die Bewegung kann nur inkomplett bezüglich der Abduktion ausgeführt werden, oder nach dem Beginn der Bewegung kommt es zu einer Ellenbogenflexion oder einer Abweichung des Unterarmes von der mittleren Pro-/Supinationsstellung (Handfläche schaut nicht mehr unten) oder Patient führt keine ausschließliche Abduktionsbewegung in der Schulter durch.

2: Die Bewegung wird fehlerfrei ausgeführt.

b) Schulterflexion 90 bis 180°

Durchführung

Die Ausgangsposition ist Schulter in 90° Flexion und 0° Abduktion, Ellenbogen voll extendiert, Unterarm in mittlerer Position zwischen Pro- und Supination, so dass der Daumen nach oben zeigt und die Handfläche vertikal steht. Der Untersucher soll ggf. dem Patienten helfen, seinen Arm in diese Ausgangsposition zu bringen. Die Bewegungsaufgabe ist, dass der Patient die Schulter in einer reinen Flexionsbewegung von 90 bis 180° flektiert, d.h. ohne dabei die Schulter zu abduzieren oder den Ellenbogen zu flektieren oder von der mittleren Pro- und Supinationsposition abzuweichen.

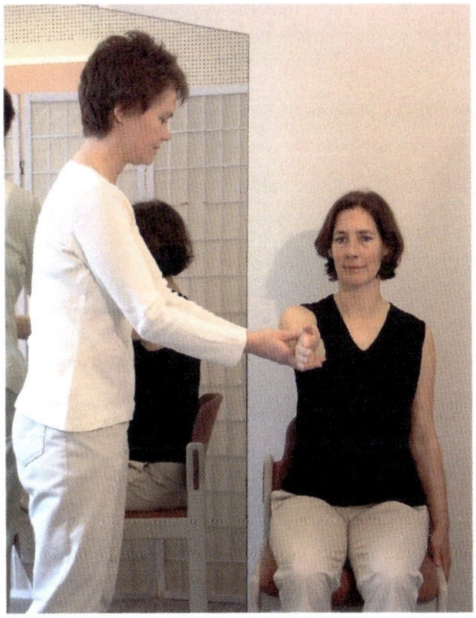

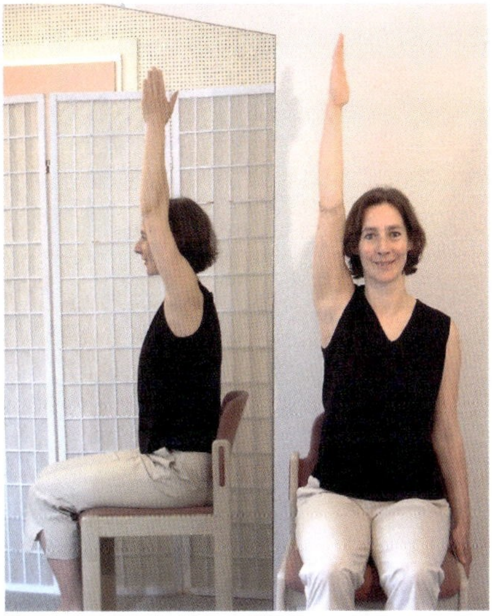

Bewertung

0: Bereits beim Beginn der Bewegung wird entweder die Schulter unmittelbar abduziert oder der Ellenbogen unmittelbar flektiert, oder der Unterarm weicht von der mittleren Pro-/Supinationsstellung mit vertikaler Handfläche ab.

1: Der Patient erreicht nicht das volle Bewegungsausmaß (bzw. bei eingeschränkter passiver Schulterflexionsbeweglichkeit nicht das volle passive Bewegungsausmaß der Schulterflexion) oder es kommt nach dem Beginn der Bewegung, d.h. in späteren Phasen der Bewegung als dem Beginn, zu einer Schulterabduktion oder einer Ellenbogenflexion oder einer Abweichung des Unterarmes von der mittleren Pro-/Supinationsstellung mit vertikaler Handflächenposition.

2: Die Bewegung wird fehlerfrei (zumindest im Bereich der möglichen passiven Beweglichkeit) ausgeführt.

c) Pro-/Supination des Unterarmes, der Ellenbogen ist voll extendiert

Durchführung

Sowohl zu Beginn der Bewegung als auch während der Bewegung muß der Patient selbständig folgende Schulter- und Ellenbogenposition einnehmen und beibehalten: Schulter zwischen 30 und 90° Flexion ohne Abduktion, Ellenbogen voll extendiert. Dabei soll der Unterarm über das ganze passive Bewegungsausmaß pro- und supiniert werden.

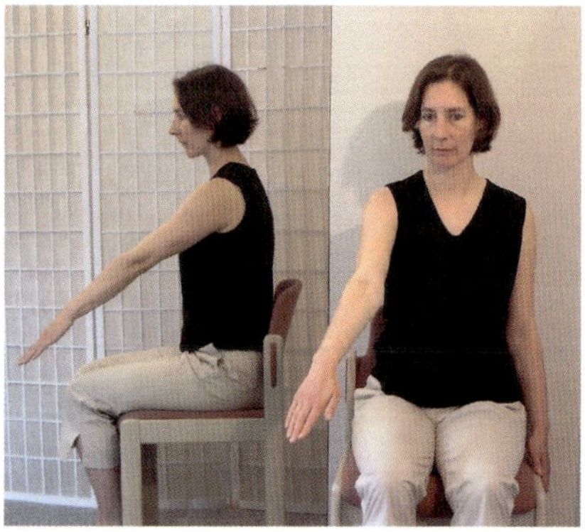

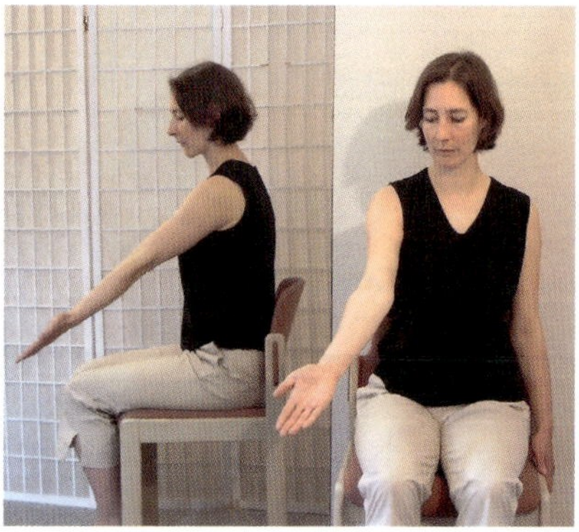

Die videographische Beurteilung wird erleichtert, wenn das passive Bewegungsausmaß von Pro- und Supination noch einmal videographisch festgehalten wird.

Bewertung

0: Der Patient kann die korrekte Position von Schulter und Ellenbogen nicht einnehmen oder er kann keine Pro- oder Supinationsbewegung durchführen.
1: Der Patient kann Schulter und Ellenbogen korrekt positionieren und diese Positionierung beibehalten, kann die aktive Pro- und Supination aber nur in einem geringeren Maße ausführen als die passive Pro- und Supinationsbeweglichkeit. Oder der Patient kann zwar die Pro- und Supinationsbewegung entsprechend des passiven Bewegungsausmaßes durchführen, er verliert dabei in der Aufgabe geforderte Position von Schulter oder Ellenbogen.
2: Die Aufgabe kann fehlerfrei durchgeführt werden.

V. Normale Reflexaktivität

Durchführung

Die normale Reflexaktivität wird nur beurteilt, wenn im Abschnitt IV. „Willkürbewegungen mit geringer oder keiner Synergieabhängigkeit durchgeführt“ die volle Punktzahl (6 Punkte) erreicht wurde. Die Durchführung der Reflexprüfung erfolgte bereits unter I. und muß nicht noch einmal durchgeführt werden, wichtig ist jedoch, dass die betroffene und nicht-betroffene Seite untersucht wurden, so dass eine Seitendifferenz beurteilbar ist.

Bewertung

0: Zumindest zwei der drei untersuchten Muskeleigenreflexe sind deutlich gesteigert.

1: Einer der drei untersuchten Muskeleigenreflexe ist deutlich gesteigert oder wenigstens zwei Muskeleigenreflexe sind lebhaft auslösbar.
2: Nicht mehr als eine der untersuchten drei Muskeleigenreflexe ist lebhaft auslösbar und kein Reflex ist deutlich gesteigert auslösbar.

B. Handgelenk

a) Handgelenksstabilität bei Ellenbogenflexion von 90°

Durchführung

Die Ausgangsposition ist die Neutralstellung in der Schulter (0°), 90° Ellenbogenflexion und der pronierte Unterarm. Der Untersucher sollte ggf. helfen, den Arm in diese Ausgangsstellung zu bringen und dort zu halten. Die geforderte aktive Aktivität ist das Anheben und Halten des Handgelenkes in ungefähr 15° Dorsalflexion. Wenn der Patient diese Position einhalten kann, wird geprüft, ob er sie gegen einen leichten Widerstand halten kann.

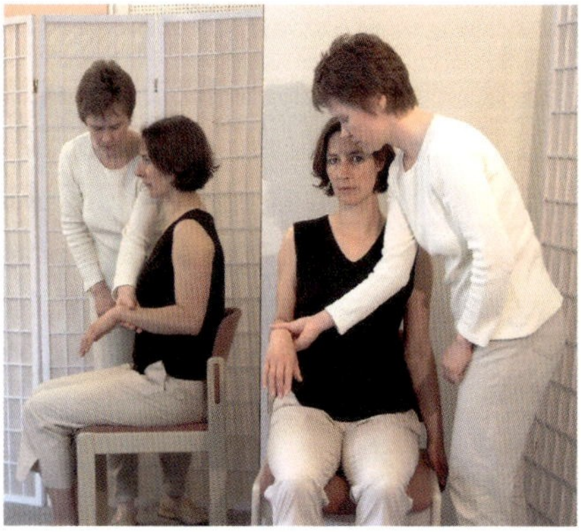
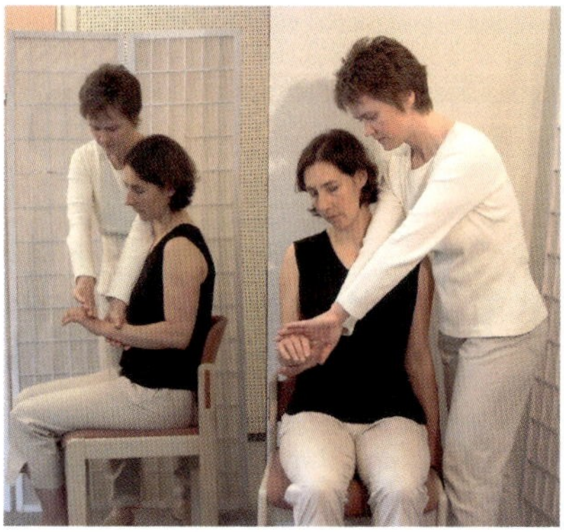

Bewertung

0: Der Patient kann das Handgelenk nicht aktiv in die erforderliche Position dorsiflektieren oder er kann die geforderte Dorsiflexionsposition nicht halten.
1: Der Patient kann die geforderte Dorsiflexion einnehmen und halten, kann sie jedoch nicht gegen einen leichten Widerstand halten.
2: Der Patient kann die geforderte Dorsiflexionsposition gegen leichten Widerstand halten.

b) Wiederholte Handgelenksflexion und -extension bei 90° Ellenbogenflexion

Durchführung

Die Ausgangsposition ist die gleiche wie unter a) „Handgelenksstabilität mit Ellenbogenflexion bei 90° ". Auch bei dieser Aufgabe soll der Untersucher ggf. das Einnehmen und Aufrechterhalten der Ausgangsposition bei der Aufgabendurchführung unterstützen. Dies trifft für die Schulter- und Ellenbogenposition zu, die Stellung des Unterarmes bezüglich Pro- und Supination soll der Patient selbst kontrollieren. Die aktive Bewegungsaufgabe des Patienten ist es dann, wiederholt glatte alternierende Handgelenksbewegungen von maximaler Dorsiflexion bis maximaler Vo-

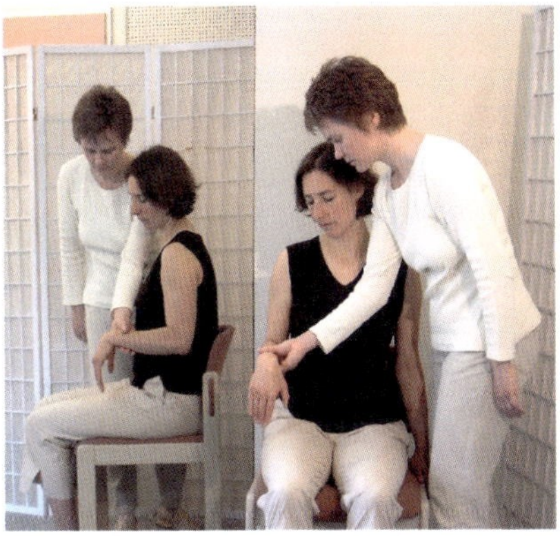

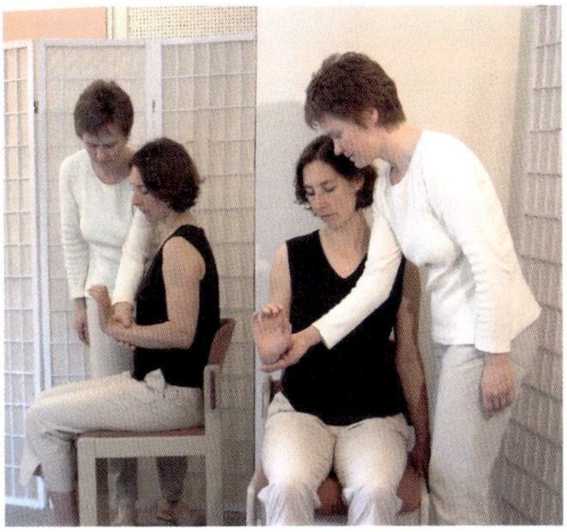

larflexion durchzuführen. Die Finger können dabei etwas flektiert sein. Es empfiehlt sich, die passive Handgelenksbeweglichkeit in dieser Positionierung noch einmal videographisch zu demonstrieren.

Bewertung

0: Willkürbewegungen im Handgelenk werden nicht erkannt oder erfolgen nur in eine Richtung oder können nicht wiederholt in beide Richtungen durchgeführt werden.
1: Der Patient kann das Handgelenk wiederholt (zumindest zweimal in jede Richtung bewegen, erreicht dabei aber nicht das gesamte passive Bewegungsausmaß).
2: Die Bewegung wird fehlerfrei ausgeführt.

c) Handgelenksstabilität bei Ellenbogenextension

Durchführung

Die Ausgangsstellung ist Schulter leicht flektiert und / oder abduziert, Ellenbogen voll extendiert, Unterarm proniert. Der Untersucher soll ggf. helfen, diese Position einzunehmen und zu halten. Die aktive Bewegungsaufgabe ist, das Handgelenk in 15° Dorsiflexion zu stabilisieren. Wenn dem Patienten es gelingt, das Handgelenk in dieser Position zu halten, wird geprüft, ob er es auch gegen leichten Widerstand vermag.

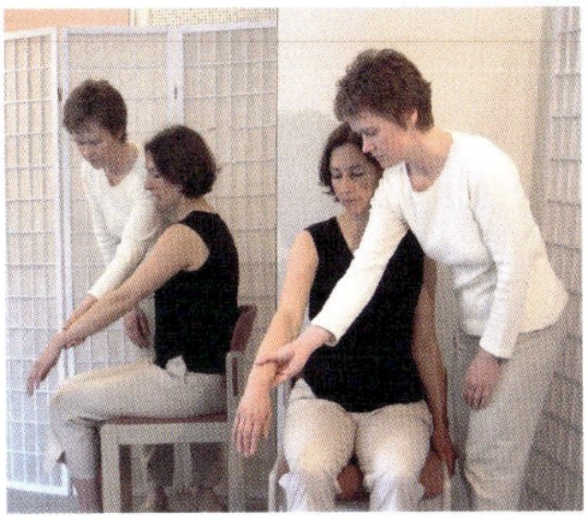 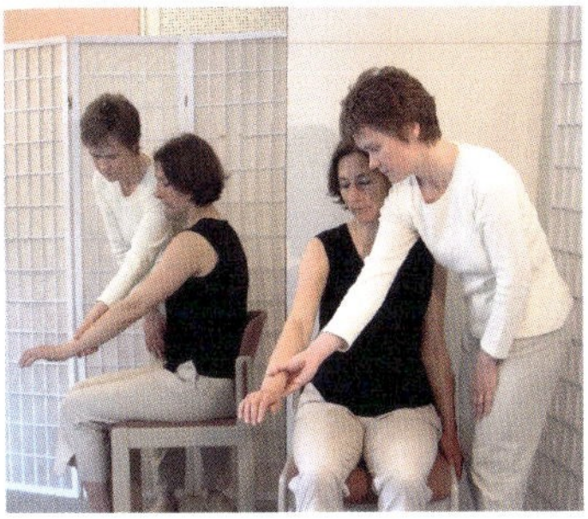

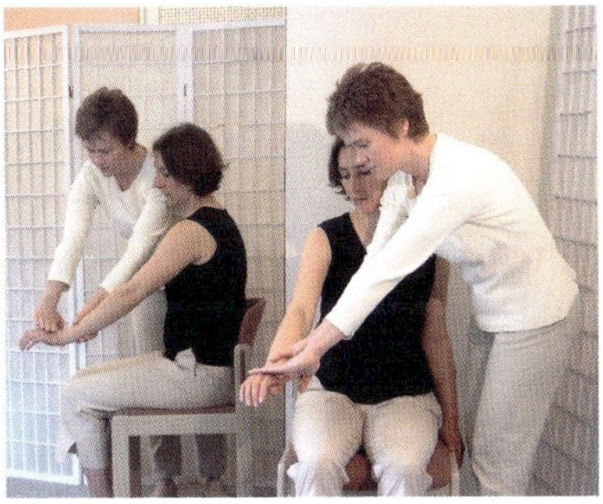

Bewertung

0: Der Patient kann das Handgelenk nicht in die geforderte Position dorsiflektieren oder dort nicht halten.

1: Der Patient kann das Handgelenk in 15° Dorsiflexion stabilisieren, nicht jedoch gegen Widerstand stabilisieren.

2: Die geforderte Handgelenksposition kann auch gegen leichten Widerstand gehalten werden.

d) Wiederholte Handgelenksflexion und -extension bei voll extendiertem Ellenbogen

Durchführung

Die Ausgangsstellung ist wiederum die Schulter leicht flektiert und / oder abduziert, Ellenbogen voll extendiert, Unterarm proniert. Der Untersucher soll ggf. die Einnahme und das Einhalten der Ausgangsstellung unterstützen, dies betrifft Schulter- und Ellenbogen, der Patient soll den Unterarm in der erforderlichen Position selbst halten. Die aktive Bewegungsaufgabe ist es, dass der Patient wiederholt glatte alternierende Bewegungen von maximaler Dorsiflexion zu maximaler Volarflexion im Handgelenk durchführt. Dabei können die Finger leicht flektiert sein. Es empfiehlt sich, das passive Gelenksbewegungsausmaß im Handgelenk in der Ausgangssituation videographisch zu dokumentieren, um das Ausmaß der aktiven Beweglichkeit einschätzen zu können.

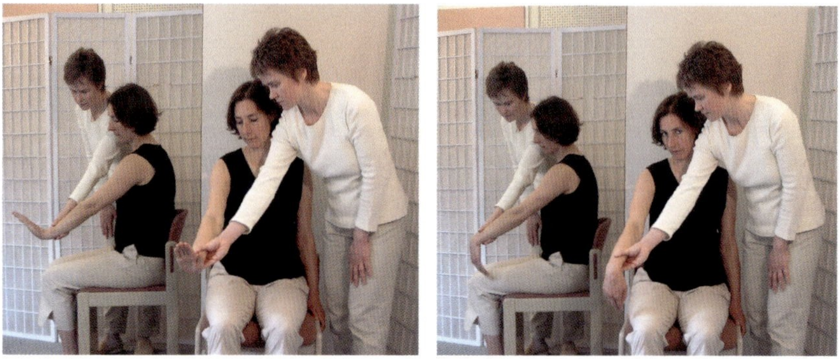

Bewertung

0: Willkürbewegungen im Handgelenk werden nicht erkannt oder erfolgen nur in eine Richtung oder können nicht wiederholt in beide Richtungen durchgeführt werden.
1: Der Patient kann da Handgelenk wiederholt (zumindest zweimal in jede Richtung bewegen, erreicht dabei aber nicht das gesamte passive Bewegungsausmaß).
2: Die Bewegung wird fehlerfrei ausgeführt.

e) Zirkumduktion des Handgelenkes

Durchführung

Die Ausgangsstellung ist die Neutralposition der Schulter (0°) sowie eine 90° Flexion im Ellenbogengelenk. Der Untersucher sollte ggf. helfen, diese Position einzunehmen und zu halten, jedoch den Unterarm in seiner Beweglichkeit nicht einschränken. Die aktive Bewegungsaufgabe für den Patienten ist die komplette und glatt durchgeführt Zirkumsduktionsbewegung des Handgelenkes in dem Maße, wie dies auch passiv möglich ist. Zur Erleichterung der Beurteilung soll auch die passive Zirkumduktionsfähigkeit des Handgelenkes videographisch festgehalten werden.

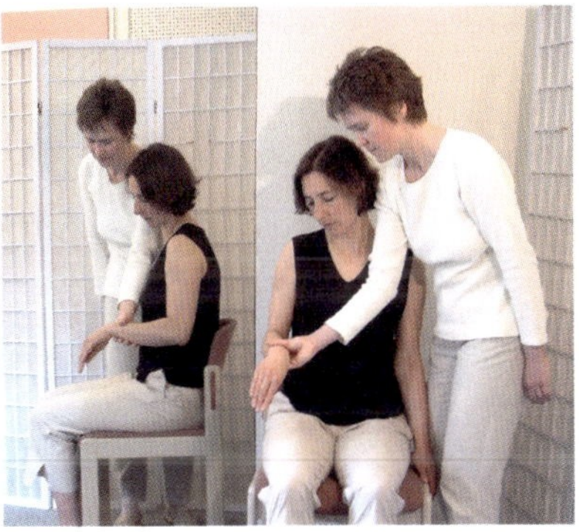

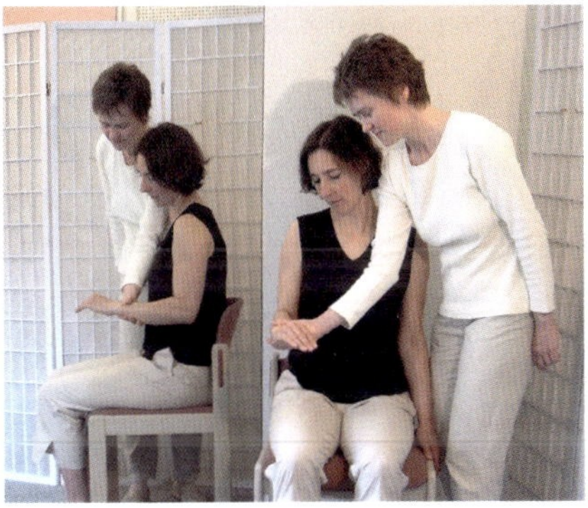

Bewertung

0: Eine Zirkumduktionsbewegung des Handgelenkes kann auch nicht ansatzweise durchgeführt werden.
1: Eine Zirkumduktionsbewegung des Handgelenkes kann nur inkomplett durchgeführt werden oder die Zirkumduktionsbewegung erfolgt ruckhaft (nicht glatte Bewegung)
2: Die Zirkumduktionsbewegung wird fehlerfrei ausgeführt.

C. Hand

a) Fingermassenflexion

Durchführung

Die Ausgangsposition ist eine neutrale Unterarmposition bezüglich Pro- und Supination, wenn möglich Neutralstellung des Handgelenkes und volle Fingerextension. Der Untersucher soll ggf. die Einnahme dieser Ausgangsstellung ermöglichen. Die aktive Bewegungsaufgabe für den Patienten ist, seine Finger zu flektieren (vollständig). Videographisch sollte auch die passive Fingerflexionsmöglichkeit dokumentiert sein. Für die Videodokumentation wird auch empfohlen, dass der Untersucher verbal angibt, ob die Finger voll flektiert wurden.

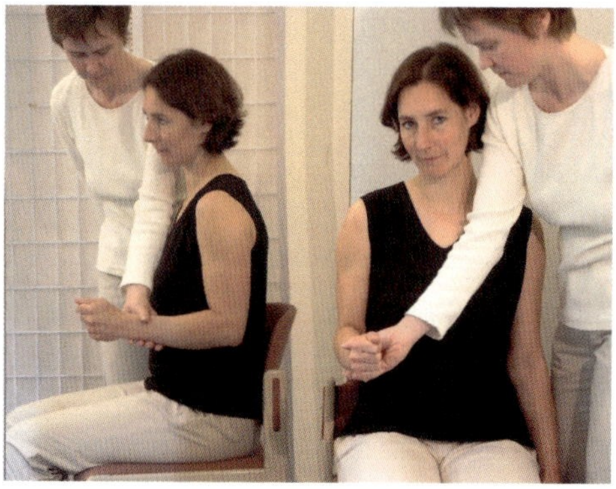

Bewertung

0: Keine Flexion erkennbar.

1: (Im Vergleich mit der nicht-betroffenen Hand bzw. der passiven Bewegungsfähigkeit der Finger der betroffenen Hand) keine volle aktive Flexion.

2: (Im Vergleich mit der nicht-betroffenen Hand bzw. der passiven Bewegungsfähigkeit der Finger der betroffenen Hand) volle aktive Flexion.

b) Fingermassenextension

Durchführung

Die Ausgangsposition ist eine neutrale Stellung des Unterarmes bezüglich Pro- und Supination sowie, soweit möglich, eine neutrale Stellung des Handgelenkes sowie eine volle Flexion der Finger. Der Untersucher soll ggf. helfen, diese Ausgangsposition einzunehmen. Die aktive Bewegungsaufgabe ist, von der vollen Flexion der Finger alle Finger komplett zu extendieren. Sowohl die Ausführung mit der nicht-betroffenen als auch mit der betroffenen Seite muß videographisch dokumentiert werden. Die passive Fingerextensionsbeweglichkeit der betroffenen Hand sollte videographisch dokumentiert sein.

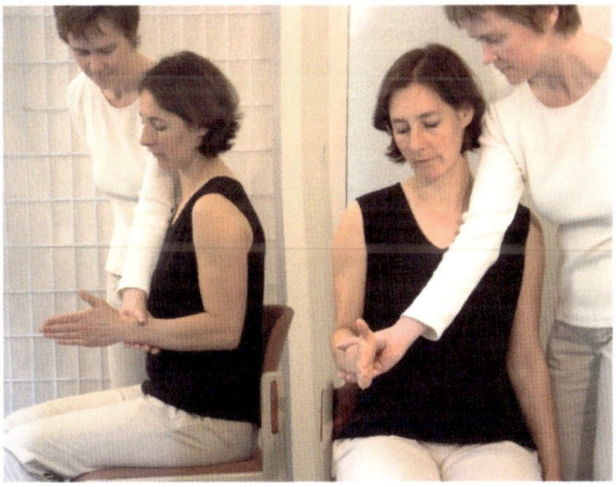

Bewertung

0: Keine Extension der Finger erkennbar.

1: Aktive Fingerextension oder Nachlassen einer aktiven Massenflexion der Finger erkennbar, dabei jedoch keine volle Fingerextension (unter Bezugnahme auf die passive Gelenksbeweglichkeit) erreicht.

2: (Im Vergleich zur nicht-betroffenen Seite sowie im Vergleich zum passiven Bewegungsausmaß für die Fingerextension) volle aktive Extension der Finger.

c) Greifen A

Durchführung

Die Ausgangsposition ist eine neutrale Position des Unterarmes bezüglich Pro- und Supination sowie, soweit möglich, eine neutrale Position des Handgelenkes. Der Untersucher soll ggf. die Einnahme dieser Ausgangsstellung unterstützen. Die aktive Bewegungsaufgabe für den Patienten ist es, die Metacarpophalangealgelenke von Zeigefinger bis Kleinfinger zu extendieren sowie gleichzeitig die proximalen und distalen Interphalangealgelenke dieser Finger zu flektieren. Wenn der Patient die Position einnehmen kann, soll geprüft werden, ob er sie gegen einen relativ großen Widerstand gegen die Flexion der Finger aufrechterhalten kann.

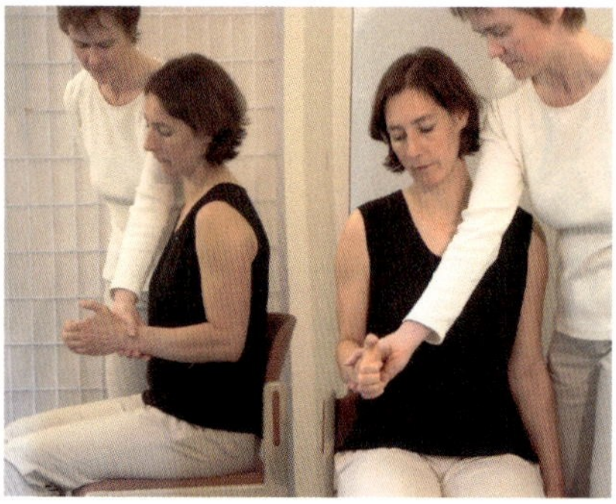

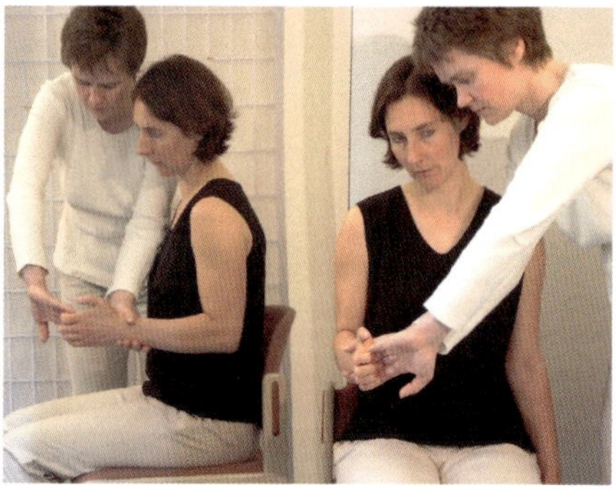

Bewertung

0: Die geforderte Position kann aktiv nicht erreicht werden.
1: Die geforderte Position kann zwar erreicht werden, kann aber nicht gegen einen relativ großen Widerstand beibehalten werden.
2: Die / der geforderte Position / Griff kann gegen relativ großen Widerstand gehalten werden.

d) Greifen B

Durchführung

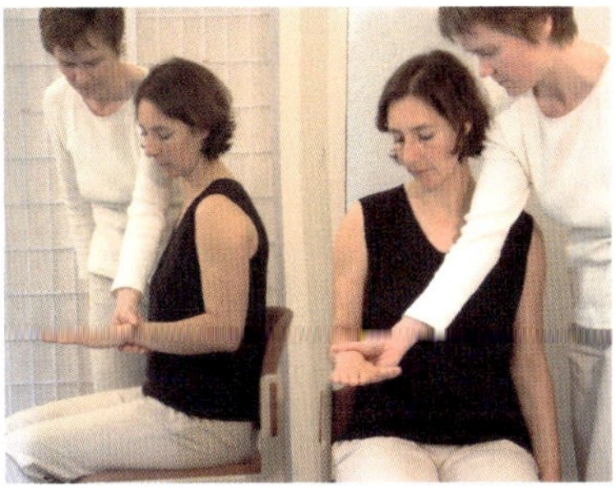
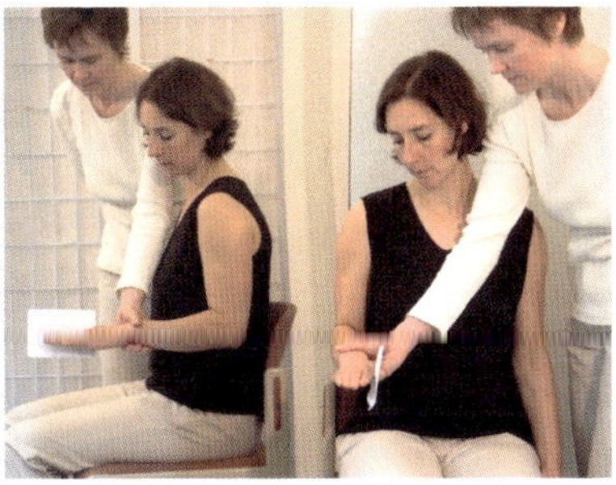

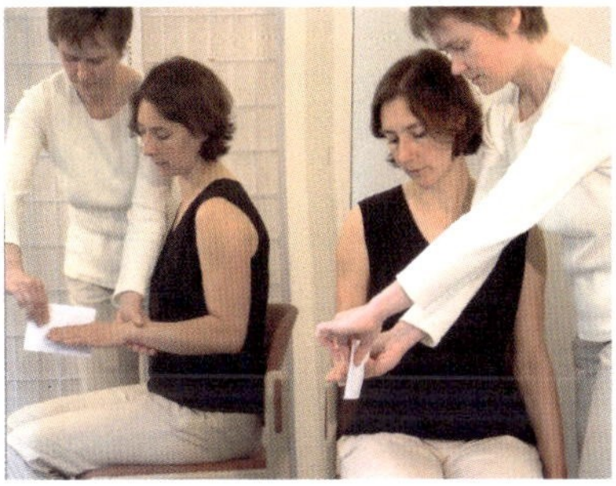

Die Ausgangsstellung für diese Aufgabe ist eine Pronation des Unterarmes sowie, soweit möglich, eine Neutralposition des Handgelenkes und die Extension der Finger. Die Ausgangssituation soll ggf. unterstützt durch den Untersucher eingenommen werden. Die aktive Bewegungsaufgabe ist, dass der Patient durch eine reine Daumenadduktion, d.h. das 1. Carpometacarpophalangealgelenk und die Interphalangealgelenke bleiben in einer 0°-Position, ein zweifach gefaltetes DIN-A-4-Blatt (resultierende Größe A 6) zwischen der Volarseite des ausgestreckten Daumens und dem 1. Metacarpalknochen hält (d.h., das Blatt wird nicht zwischen Daumen und Zeigefinger gehalten). Wenn der Patient das Papier in der beschriebenen Position halten kann, wird getestet, ob er das Papier auch gegen einen plötzlichen Zug am Papier halten kann. Dabei wird der Patient auf den Zug vorbereitet. Die Zugrichtung am Papier ist horizontal weg vom Patienten. Da die Bewegung videographisch oftmals nicht gut beurteilbar ist, empfiehlt es sich, dass der Untersucher das Ergebnis laut äußert.

Bewertung

0: Diese Greiffunktion kann nicht ausgeführt werden.
1: Das Papier kann zwischen Daumen und 2. Metacarpalknochen gehalten werden und zwar so, dass das Carpometacarpophalangealgelenk und die Interphalangealgelenke des Daumens in 0°-Position verbleiben, der Patient kann jedoch das Papier nicht so gut halten, dass es sich bei einem plötzlichen Zug daran nicht bewegt.
2: Das Papier kann mit der korrekten Greifbewegung auch gegen Zug gehalten werden.

e) Greifen C

Durchführung

Der Patient soll mit der Fingerbeere des Daumens und der Fingerbeere des Zeigefingers einen Bleistift greifen und halten. Der Bleistift steht dabei

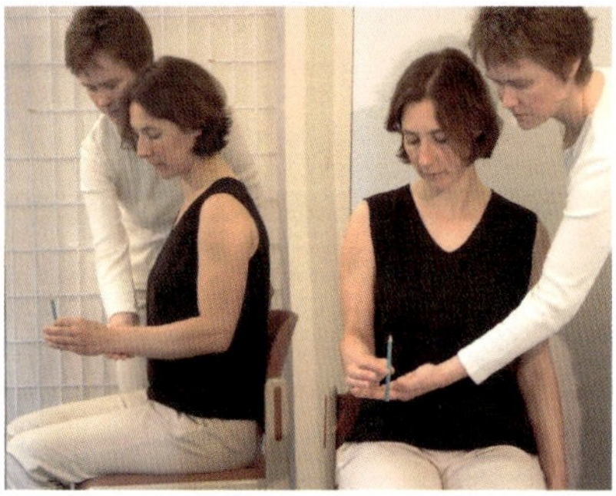

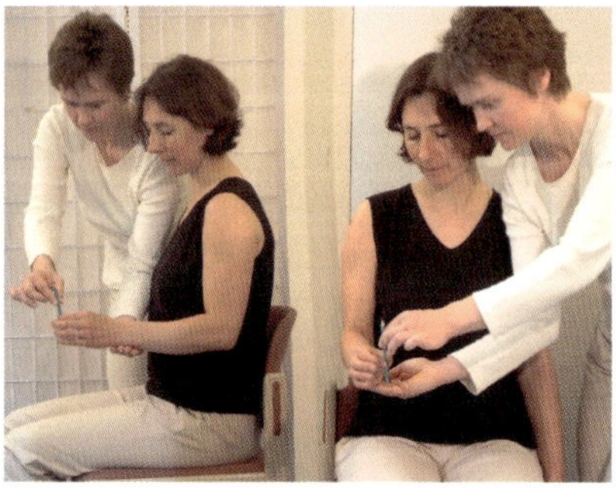

senkrecht. Falls der Patient den Bleistift halten kann, wird geprüft, ob der Patient den Bleistift gegen einen leichten plötzlichen Zug nach oben halten kann, wobei der Patient vorgewarnt wird.

Bewertung

0: Das geforderte Greifen kann nicht ausgeführt werden.
1: Der Bleistift kann zwischen Fingerbeere und Daumen und Zeigefinger gehalten werden, nicht jedoch gegen einen leichten Zug nach oben.
2: Der Bleistift kann auch gegen einen leichten Zug gehalten werden, ohne dass es zu einer relativen Bewegungen zwischen Bleistift und Fingern kommt.

f) Greifen D

Durchführung

Der Patient wird aufgefordert, ein zylindrisches Objekt (Durchmesser ca. 3 cm) mit den volaren Flächen von Daumen und Zeigefinger (nicht zwischen den Fingerbeeren) zu greifen. Falls der Patient das Objekt greifen kann, wird geprüft, ob er es auch bei einem plötzlichen Zug am Objekt nach oben mit diesem Griff festhalten kann, wobei der Patient vorgewarnt wird.

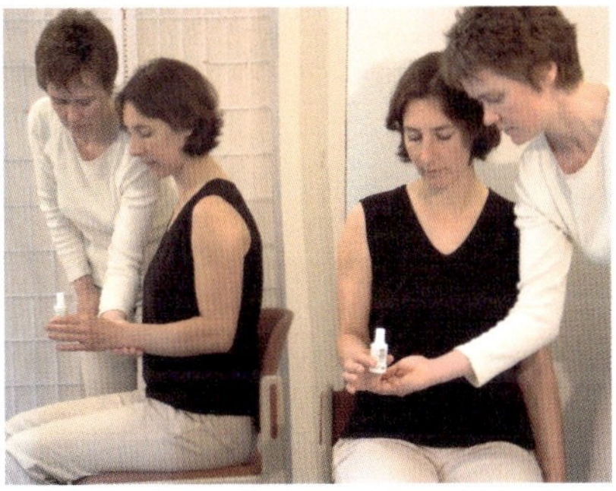

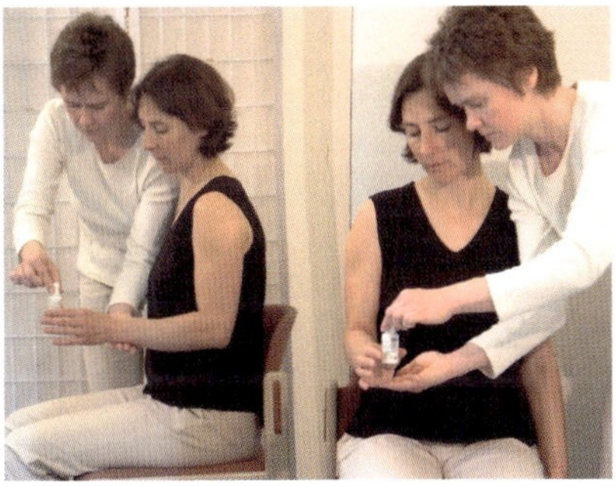

Bewertung

0: Die Greiffunktion kann nicht durchgeführt werden.
1: Das zylindrische Objekt kann zwischen den Volarflächen von Daumen und Zeigefinger gehalten werden, nicht jedoch gegen einen leichten Zug nach oben.
2: Das zylindrische Objekt kann auch gegen einen leichten Zug nach oben gehalten werden, ohne dass es zu einer Bewegung zwischen dem Objekt und den Fingern kommt.

g) Greifen E

Durchführung

Erwartet wird vom Patient ein aktiver sphärischer Griff. Die Ausgangsposition ist ein pronierter Unterarm. Der Untersucher präsentiert dem Patienten unter seiner Hand einen Tennisball, der auf der Handfläche des Un-

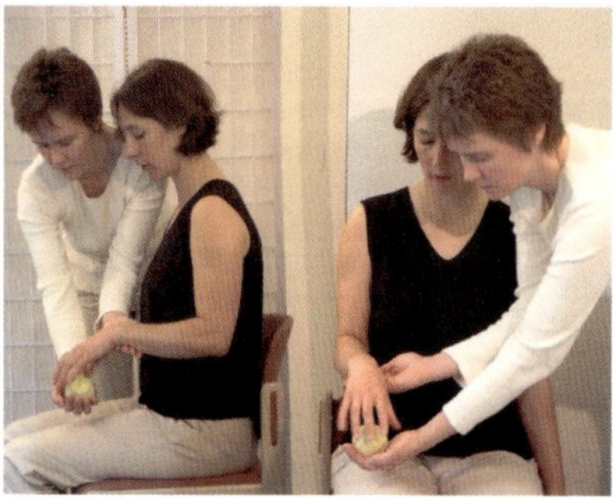

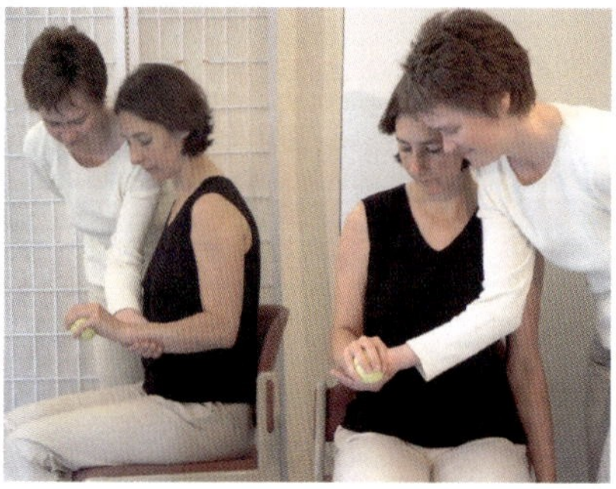

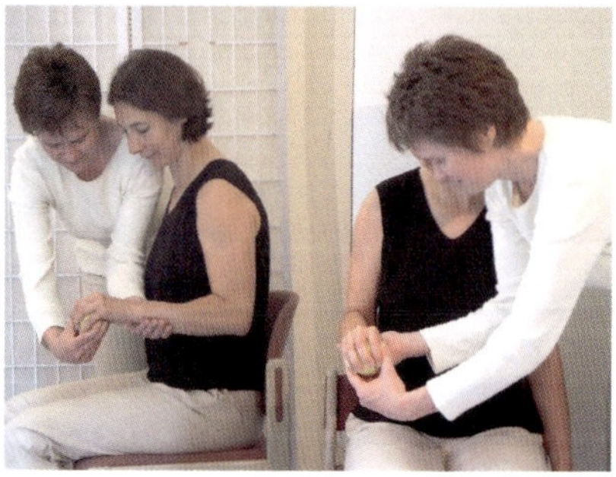

tersuchers liegt. Der Patient soll versuchen, den Ball aktiv zu greifen, und zwar mit einer aktiven Abduktion des Daumens und einer Abduktions- und Extensions- und dann Flexionsbewegung der Finger 2 bis 5. Wenn der Patient den Ball so greifen kann, wird vom Untersucher der Ball plötzlich mit leichtem Zug nach unten gezogen, der Patient wird vorher gewarnt.

Bewertung

0: Der Patient kann den sphärischen Griff nicht aktiv ausführen. Wenn der Patient den Ball lediglich mit muskulärer Hypertonie (Spastizität oder Rigidität) – ohne die aktiven Bewegungskomponenten wie benannt – hält, bekommt er ebenfalls eine Bewertung von 0.

1: Der Tennisball kann durch einen sphärischen Griff wie oben beschrieben gehalten werden, nicht jedoch gegen einen leichten Zug nach unten, bzw. er kann zwar gegen einen leichten Zug nach unten gehalten werden, dabei kommt es aber zu einer relativen Bewegung zwischen Ball und Hand.

2: Der Tennisball kann mit einem sphärischen Griff ergriffen und auch gegen einen leichten Zug gehalten werden (ohne relative Bewegung zwischen Ball und Hand).

D. Koordination / Geschwindigkeit

Durchführung

Die Ausgangssituation ist die Schulterabduktion mit 90° bei extendiertem Ellenbogen. Die aktive Aufgabe des Patienten ist der Finger-Nase-Versuch mit fünffacher Wiederholung. Der Patient soll mit geschlossenen Augen fünfmal so schnell er kann mit der Spitze des Zeigefingers die Nase berühren und wieder in die Ausgangssituation zurückkehren. Dabei dürfen Rumpf und Kopf nicht bewegt werden. Für die Beurteilung ist es notwendig, dass die Aufgabe sowohl mit der nicht-betroffenen als auch mit der betroffenen Seite durchgeführt und videographiert wird.

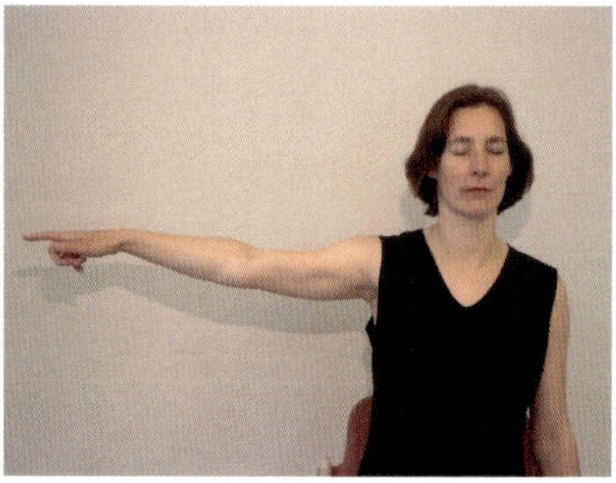 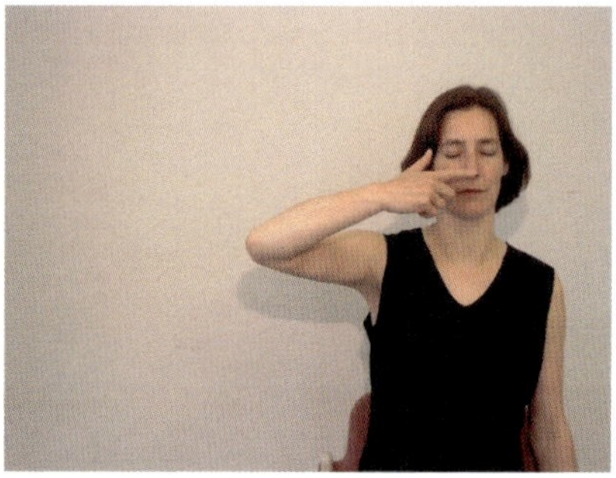

Bewertung

Bewertet werden Tremor (a), Dysmetrie (b) und Zeit / Geschwindigkeit (c). Falls der Patient die Ausgangsstellung nicht einnehmen kann, erhält er die Bewertung 0: für Tremor, Dysmetrie und Zeit / Geschwindigkeit.

a) Tremor

0: Startposition kann nicht eingenommen werden oder deutlicher Tremor während der Bewegung.
1: Leichter Tremor während der Bewegung.
2: Kein Tremor bei der Bewegung.

b) Dysmetrie

Die Dysmetrie bezeichnet die Abweichung am Ende der Bewegung vom eigentlichen Bewegungsziel (Nasenspitze). Eine unsystematische Dysmetrie liegt vor, wenn der Finger nicht (immer) auf der Nase landet, aber die Abweichungen von der Nasenspitze bei den verschiedenen Wiederholungen unterschiedlich sind. Z.B. kann die Bewegung beim einen Mal zu kurz, beim anderen Mal zu lang sein. Eine systematische Dysmetrie liegt vor, wenn bei Wiederholung zwar nicht die Nasenspitze betroffen wird, aber das Vorbeizielen jeweils ähnlich ausgeprägt ist, also z.B. die Bewegung immer zu kurz ist.

Bewertung

0: Ausgangsposition kann nicht eingenommen werden oder starke oder unsystematische Dysmetrie.
1: Leichte und systematische Dysmetrie.
2: Keine Dysmetrie (Nase wird getroffen).

c) Zeit / Geschwindigkeit

Gemessen wird die Zeit, die benötigt wird, vom Beginn der ersten Finger-Nase-Bewegung (verlassen der Ausgangsstellung), bis der Patienten zum fünften Mal seine Nase trifft.

Bewertung

0: Die fünffach wiederholte Finger-Nasen-Bewegung ist mindestens 6 Sekunden langsamer auf der betroffen Seite, oder die Ausgangsstellung konnte nicht eingenommen werden.
1: Die fünffach wiederholte Finger-Nasen-Bewegung ist 2 bis 5 Sekunden langsamer auf der betroffenen Seite.
2: Die fünffach wiederholte Finger-Nasen-Bewegung zeigt zwischen den beiden Seiten < als 2 Sekunden Differenz.

H. Somatosensibilität

a) Leichte Berührung (Ästhesie)

Durchführung

Sowohl auf der betroffenen als auch auf der nicht-betroffenen Seite werden an der Innenseite des Unterarmes als auch an der Handinnenfläche mit dem Zeigefinger leichte Berührungen mit Bewegungen („Strich zeichnen“) durchgeführt. Dies kann wiederholt durchgeführt werden. Der Patient soll angeben, ob die Berührung qualitativ oder quantitativ einen seitendifferenten Eindruck ergibt. Die verbale oder nicht-verbale Antwort des Patienten sollte vom Untersucher noch einmal laut wiederholt werden, damit sie entsprechend videographisch sicher dokumentiert ist.

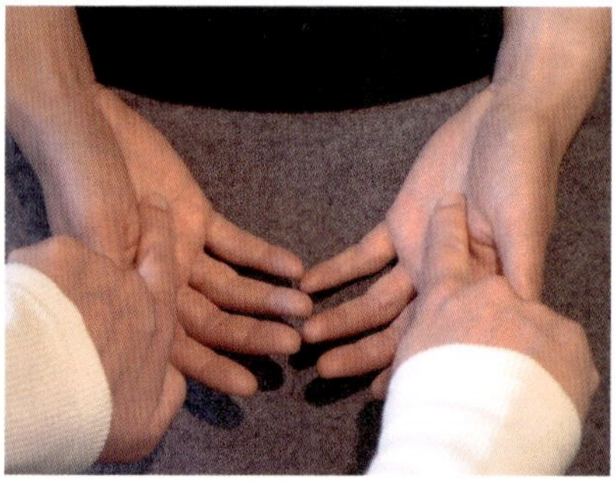

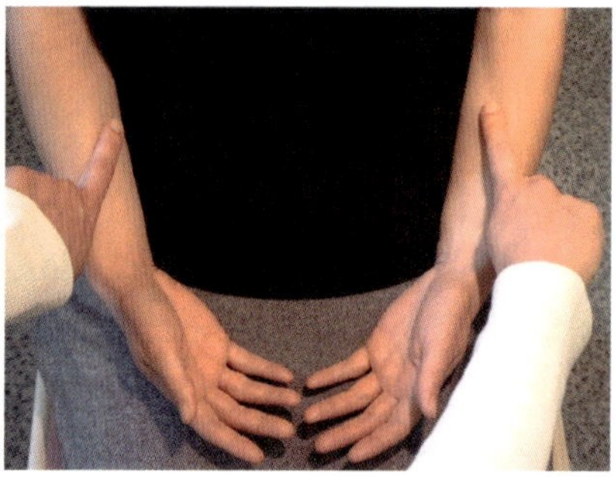

Bewertung

Für die Innenseite des Unterarmes und für die Handinnenfläche wird getrennt bewertet.

0: Auf der betroffenen Seite spürt der Patient (konstant) keine Berührung (Anästhesie).

1: Der Patient beschreibt zwischen betroffener und nicht-betroffener Seite entweder qualitative oder quantitative Unterschiede (Dysästhesie, Hypästhesie).

2: Der Patient fühlt die leicht Berührung ohne Unterschied zwischen den beiden Armen (Normästhesie).

b) Lagesinn

Durchführung

Der Lagesinn ist für die nicht-betroffene Seite zuerst und danach für die betroffene Seite jeweils für den Daumen (Interphalangealgelenk), das Handgelenk, den Ellenbogen und das Glenohumeralgelenk zu testen. Jedes Gelenk wird viermal in Richtung Flexion und Extension getestet. Es sollen kleine passive Bewegungen durchgeführt und dabei jeweils Gelenksstellungen nahe des Endes der passiven Beweglichkeit vermieden werden. Beim Festhalten der Extremität und beim Bewegen soll möglichst wenig Druck durch den Untersucher ausgeübt werden. Der Druck, der für das Halten der Gliedmaßen notwendig ist,soll nicht in gleicher Richtung sein wie die Bewegung. Der Arm des Patienten soll dabei so weit als möglich entspannt sein (keine Willkürhalteaktivität). Bei der Prüfung der Daumenbeweglichkeit liegt der Arm entspannt auf dem Oberschenkel des Patienten, eine Hand des Untersuchers fixiert die proximale Phalanx des Daumen von lateral, die andere Hand bewegt die distale Phalanx in Flexion und Extension bei lateralem Halten. Bei der Untersuchung der Hand stabilisiert die eine Hand des Untersuchers mit Griff von lateral und medial den pronierten Unterarm, während die andere Hand des Untersuchers mit Griff die Hand des Patienten ebenfalls von lateral und medial haltend passiv bewegt. Bei der Untersuchung des Ellenbogens wird, falls leicht durchführbar, eine Supinationsstellung im Unterarm gewählt (ansonsten eine mittlere Position zwischen Pro- und Supination) und das Ellenbogengelenk durch Bewegung des lateral und medial gehaltenen Unterarmes bewegt. Für die Untersuchung des Glenerohumeralgelenkes empfiehlt sich, durch gleichzeitiges mediales und laterales Halten des Oberarmes und laterales und mediales Halten des Unterarmes bei 90° flektierten Ellenbogen, den gesamten Arm durch Bewegungen beider Arme des Untersuchers nur im Glenohumeralgelenk im Sinne der Flexion und Extension zu bewegen.

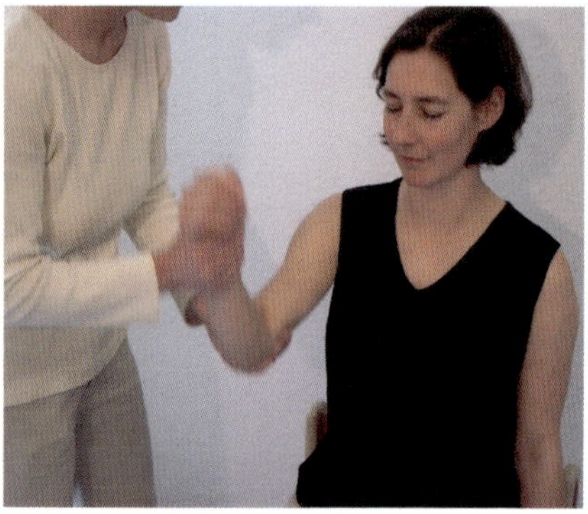

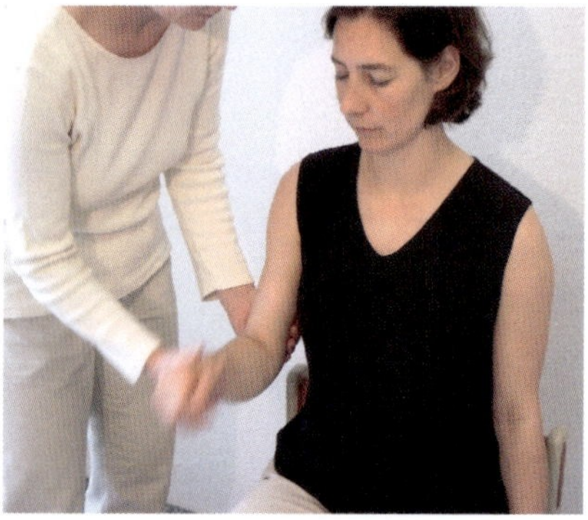

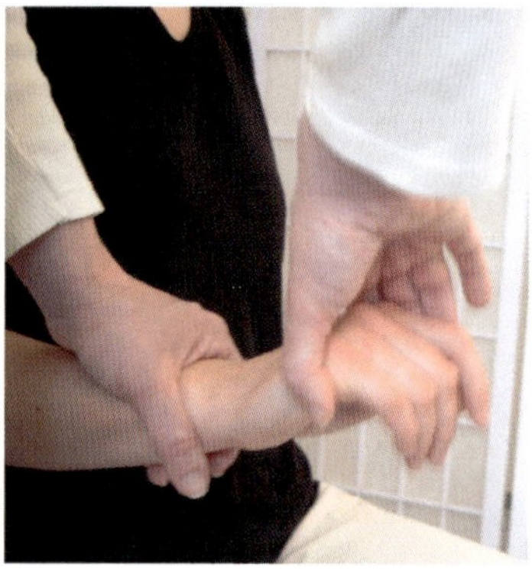

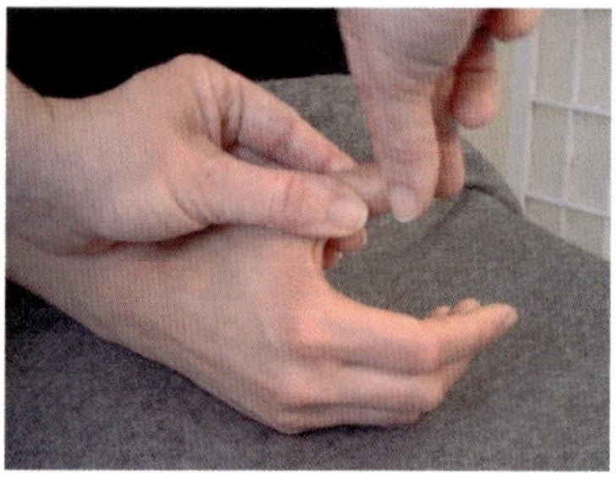

Bewertung

Die Bewertung erfolgt getrennt für die vier genannten Gelenke.

0: Fehlen eines systematischen Erkennens der passiven Gelenksbewegung (auch bei reinem Raten des Patienten werden im Mittel zwei von vier Bewegungen korrekt in ihrer Richtung benannt).

1: Es besteht eine beträchtliche Differenz zwischen dem Empfinden der Gelenksbewegungen zwischen der betroffenen und der nicht-betroffenen Seite, aber auf der betroffenen Seite werden mindestens ¾ der Antworten korrekt gegeben.

2: Alle Antworten sind korrekt, es gibt keine oder nur geringe Unterschiede im Vergleich zwischen der betroffenen und der nicht-betroffenen Seite.

J. Passive Gelenksbewegung / Gelenkschmerz

a) Passive Gelenksbewegungen

b) Gelenkschmerz

Durchführung

Geprüft werden die Schulterflexion, die Schulterabduktion bis 90°, die Schulteraußenrotation, die Schulterinnenrotation, die Ellenbogenflexion, Ellenbogenextension, die Unterarmpronation, die Unterarmsupination, die Handgelenkflexion und die Handgelenksextension, die Fingerflexion und Fingerextension. Geprüft wird die passive Gelenksbeweglichkeit zuerst auf der nicht-betroffenen, dann auf der betroffenen Seite. Der Patient wird aufgefordert mitzuteilen, sobald ein Schmerz bei der passiven Bewegung entsteht. Bei deutlicherem Schmerz wird die Bewegung abgebrochen. Für die Prüfung der passiven Schultergelenksbeweglichkeit empfiehlt sich, den Ellenbogen in 90° Flexion zu halten, die Ausgangsstellung für alle Schulterbewegungen ist jeweils die Neutralposition. Bei der Prüfung der Ellenbogenbeweglichkeit ist die Ausgangsstellung wiederum die Neutralstellung im Schultergelenk sowie eine mittlere Position des Ellenbogens bezüglich Pro- und Supination. Bei der Prüfung der passiven Beweglichkeit der Pro- und Supination im Unterarm verbleibt die Schulter in Neutralstellung, der Ellenbogen in 90° Flexion, gleiches gilt für die Prüfung der Handgelenksflexion und -extension, wobei der Unterarm dann in Pronation gehalten wird. Bei der Prüfung der Fingerflexion und -extension wird die Schulter in der Neutralstellung gehalten, Ellenbogen in 90°-Flexion, der Unterarm in einer mittleren Position bezüglich Pro- und Supination.

Bewertung

Passive Gelenksbeweglichkeit

Für die einzelnen passiven Gelenksbewegungen wird getrennt bewertet.

0: Lediglich einige Grade passiver Gelenksbeweglichkeit.
1: Im Seitenvergleich reduzierte passive Gelenksbeweglichkeit.
2: (Im Vergleich zur nicht-betroffenen Seite) normale passive Gelenksbeweglichkeit.

Gelenksschmerzen

Das Ausmaß der Gelenksschmerzen wird wiederum getrennt für alle erhobenen passiven Bewegungen kodiert.

0: Die Untersuchung der passiven Gelenksbeweglichkeit wird bei dieser Bewegung wegen Angabe starker Schmerzen durch den Patienten abgebrochen oder es imponiert ein deutlicher Schmerz während der gesamten Bewegung oder es imponiert ein sehr starker Schmerz am Ende des passiven Bewegungsausmaßes des Gelenkes.
1: Der Patient gibt etwas Schmerz an, dadurch ist jedoch nicht die Untersuchbarkeit des gesamten Bewegungsausmaßes eingeschränkt.
2: Kein Schmerz.

Dokumentationsblätter für den Fugl-Meyer-Test finden sich in Kapitel 13.

10. Manual zum TEMPA

Originalname des Tests

Test Évaluant la performance des Membres supérieurs des Personnes Âgées (Desrosiers et al., 1991)

Auf Englisch:
"Upper Extremity Performance Evaluation Test for the Elderly"

10.1. Vorbemerkungen

Die obere Extremität spielt eine bedeutsame Rolle bei den Verrichtungen des täglichen Lebens. Bei Patienten, die ihren Arm bereits wieder funktionell einsetzen können, aber ggf. noch mit Schwierigkeiten, es ist sinnvoll, wenn die Evaluation Aufgaben benutzt, die repräsentativ sind für Aufgaben des täglichen Lebens. Der TEMPA ist ein Motoriktest für den Arm, der für ein geriatrisches Klientel entwickelt wurde (Desrosiers et al, 1991), inzwischen aber auch für erwachsene neurologische Patienten jeden Alters validiert wurde (Pinkowski et al, 2000). Der TEMPA ist aus neun standardisierten Aufgaben zusammengesetzt, die Aktivitäten des täglichen Lebens repräsentieren. Fünf dieser Aufgaben werden bilateral durchgeführt, vier werden unilateral durchgeführt. Jede Aufgabe wird nach drei Kriterien beurteilt, nämlich die Dauer die Ausführung (Zeit), eine funktionelle Beurteilung und eine Aufgabenanalyse. Die funktionelle Beurteilung zeigt die Selbständigkeit des Patienten bei der Durchführung der Aufgabe. Die Aufgabenanalyse quantifiziert die Schwierigkeiten, die der Patient hatte, und zwar in fünf Dimensionen, die mit sensomotorischen Fertigkeiten des Armes in Beziehung stehen, nämlich die Kraft, das aktive Bewegungsausmaß, die Präzision der Grobmotorik, die Greiffunktion sowie die Präzision der Feinmotorik. Die einzelnen Aufgaben werden entsprechend einer Originalskala bewertet. Über die verschiedenen Testaufgaben hinweg erfolgt für den individuellen Patienten eine Summen-bildung für die einzelnen beurteilten Aspekte.

Das deutschsprachige Manual entstand durch eine Übersetzung der englischen Originalversion, die aufgrund der langjährigen Erfahrungen mit dem Test an einigen Punkten ergänzt wurde. Ergänzungen ergaben sich insbesondere im Rahmen der videographischen Analyse des Testes, bei der Bewertung funktionell einhändiger oder apraktischer Patienten bzw. auch in Bezug auf die Ermöglichung von Verlaufsuntersuchungen.

10.2. Allgemeine Hinweise für Durchführung und Auswertung

10.2.1. Testmaterial

Zwei Arbeitsflächen von verschiedenen Höhen und Ausmaßen sind durch ein Gelenksystem miteinander verbunden in der Weise, dass man sie aufklappen, um den Test zu benutzen, und ebenso verschließen kann, um Aufbewahrung und Transport des Testmaterials zu vereinfachen. Jedes Testobjekt wird in eine präzise vorbestimmte Position gelegt, um ein hohes Maß an Standardisierung in den Aufgaben zu gewährleisten. Alle Aufgaben werden in dem räumlichen Bereich durchgeführt, der durch den aufgeklappten Untersuchungskasten begrenzt wird.

Zusätzlich zu den mitgelieferten Materialien des TEMPA werden folgende Gegenstände benötigt:

- Tisch und Stuhl in Standardhöhe
- Stoppuhr
- Jamar Dynamometer (oder Faustschlußvigorimeter)

10.2.2. Durchführung des TEMPA

Die zu untersuchende Person sitzt in einem Stuhl mit oder ohne Armlehnen von einer Standardhöhe (etwa 44 cm +/- 2.5 cm) oder in ihrem eigenen Rollstuhl direkt vor einem Tisch mit einer regulären Höhe von etwa 76 cm +/- 2.5 cm. Dies repräsentiert eine normale alltägliche Situation. Wenn die zu untersuchende Person Einschränkungen in der Sehkraft hat, ist es wichtig, dass die Brille getragen wird.

Der Untersucher sitzt neben dem Tisch in einem 90° Winkel zum Probanden (entweder auf der linken oder rechten Seite in Abhängigkeit von den Vorlieben des Untersuchers oder um visuelle oder auditive Einschränkungen des Patienten zu berücksichtigen) und hat den Auswertungsbogen und eine Stoppuhr in der Hand. Das benötigte Material befindet sich in Reichweite.

Die Durchführung des TEMPA wird mit der Videokamera aufgezeichnet (ein Winkel von 90° mit Blick auf die betroffene bzw. interessierende Seite hat sich bewährt). Der Untersucher demonstriert die Aufgabe, platziert dann wieder die Testobjekte und gibt ein Startzeichen, wenn der Proband beginnen kann. Die zu untersuchende Person legt vor jeder Aufgabe die Hände an die Tischkante und wartet auf das Startsignal des Untersuchers. Die Stoppuhr wird gestartet, sobald die Hände des Probanden den Tisch verlassen. Der Proband wird ermuntert, die Aufgabe einmal vor der Videoaufzeichnung durchzuführen, damit ihm der Ablauf vertraut ist.

Alle Aufgaben werden in der Reihenfolge durchgeführt, wie sie auf dem Auswertungsbogen aufgeführt sind.

Verbale Hilfestellungen während der Aufgabe(n) können und dürfen gegeben werden.

Wichtige Aspekte für Verlaufsuntersuchungen

Die unilateralen Übungen werden zuerst mit der weniger betroffenen Seite (in der Regel die nicht zu trainierende) durchgeführt. Bei den bilateralen Übungen wird in der Rubrik „Kommentare" auf dem Auswertungsbogen vermerkt, welche Hand den dominanten Aspekt der Aufgabe gelöst hat, wie z.B. Schlüssel benutzen, schreiben. Bei einer späteren Testwiederholung, z.B. nach einer Trainingsperiode, wird der Patient gebeten, es so wie in der ersten Testung durchzuführen. Damit wird eine bessere Vergleichbarkeiten der Testdurchführung (und -bewertung) erzielt.

Wenn ein Patient bei der ersten Testdurchführung Hilfe braucht wie z.B. Festhalten der Objekte oder Erleichtern der Aufgabe (z.B. Kanne steht schon unten oder ist nur halb voll), muss er bei einer Wiederholungstestung die erleichterte Version auch dann durchführen, wenn er die Hilfe nicht mehr benötigen würde. D.h., er führt bei einer erneuten Testung zunächst die Originalversion aus. Dies ermöglicht die adäquate funktionelle Beurteilung und Aufgabenanalyse. Aber dann wird die Aufgabe zusätzlich auch in der wie bei der ersten Testung abgewandelten (erleichterten) Version durchgeführt und aufgezeichnet. Diese Ausführung wird dann (lediglich) für den Zeitvergleich herangezogen.

10.2.3. Auswertung des TEMPA

Die Auswertung inkl. der Zeitmessung findet zu einem späteren Zeitpunkt an Hand der Videoaufzeichnung statt.

Während oder gleich nach der jeder Aufgabe (auf dem Video) bewertet der Untersucher die Ausführung entsprechend der drei Beurteilungskriterien:

(1) Geschwindigkeit der Ausführung,
(2) funktionelle Beurteilung und
(3) Aufgabenanalyse (Bewertungsbogen im Anhang).

Geschwindigkeit der Ausführung

Jede Aufgabe wird mit der Genauigkeit von 1/10 Sekunde mit der Stoppuhr gemessen. Sie beginnt, wenn der Untersuchte die Hände vom Tisch hebt und endet, wenn die Aufgabe beendet ist. D.h., die Zeit wird gemessen bis die Hände nach Bewältigung der Aufgabe wieder auf dem Tisch abgelegt sind. Bei größeren Missgeschicken in der Durchführung – z.B. alle Karten fallen beim Mischen auf den Boden – wird die Zeit des Aufhebens nicht bewertet, sie läuft erst weiter, wenn eine arbeitsfähige Ausgangssituation wiederhergestellt ist. Noch besser ist es, wenn der Patient in solchen Fällen ganz neu anfangen kann.

Funktionelle Beurteilung

Die funktionelle Beurteilung betrifft die Selbstständigkeit des Untersuchten bei jeder Aufgabe; sie wird in einer 4-Stufen-Skala gemessen:

0 Die Aufgabe wurde erfolgreich beendet, ohne Zögern oder Schwierigkeiten, wie bei der Instruktion oder Demonstration dargestellt.

-1 Die Aufgabe wurde komplett ausgeführt, aber mit einigem Zögern oder Schwierigkeiten.

-2 Die Aufgabe wurde teilweise ausgeführt (mehr als 25%) oder bestimmte Schritte wurden mit großen Schwierigkeiten durchgeführt und erforderten Wiederholungsvorgänge. Teile der Aufgabe mussten modifiziert werden oder brauchten Hilfestellung, um sie durchführbar zu machen.

-3 Die Aufgabe konnte zu nicht mehr als 25% durchgeführt werden.

Aufgabenanalyse

Dieser Abschnitt identifiziert und quantifiziert Schwierigkeiten, die der Untersuchte bei einer Aufgabe hatte. Er besteht aus fünf Dimensionen, die zu sensomotorischen Hauptfähigkeiten in Beziehung stehen sollen: aktiver Bewegungsumfang, Kraft, Präzision der grobmotorischen Bewegungen, Greifen und die Präzision der feinmotorischen Bewegungen. Diese Dimensionen, die auf einer 4-Stufen-Skala von 0 bis -3 bewertet werden, werden auf den folgenden Seiten beschrieben.

Wenn die neun Aufgaben ausgeführt und bewertet sind, werden die Werte der funktionellen Beurteilung (auf dem Auswertebogen vertikal) wie folgt zusammengezählt:

Die Werte für die rechten unilateralen Aufgaben (0 bis -12),

für die linken unilateralen Aufgaben (0 bis -12),

für die bilateralen Aufgaben (0 bis -15) und

die Summe der Werte für alle Aufgaben (unilateral rechts + unilateral links + bilateral) (0 bis -39).

In analoger Weise werden die Bewertungen der Aufgabenanalyse für die fünf Aspekte zusammengezählt (siehe Beispiel).

Interpretation

Diese Summenwerte sind nicht streng mit dem Grad der Beeinträchtigung der oberen Extremitäten des Untersuchten korreliert. D.h., zwei Personen können die gleichen Werte erhalten ohne das gleiche Profil an Fähigkeit und Limitierungen zu haben. Ein Wert von -10 zeigt sicherlich einige Schwierigkeiten der Funktion der oberen Extremitäten, aber basierend auf einem solchen Wert kann bislang keine präzisen Einschätzung der Schwere der Beeinträchtigung hergestellt werden (z.B. geringe, mäßige oder schwere Beeinträchtigung). Wegen der Limitierung von Ordinalskalen wäre es außerdem nicht ratsam, die Bewertung von zwei verschiedenen Personen zu vergleichen. Werte, die von der gleichen Person über die Zeit hinweg erhoben wurden, können jedoch verglichen werden, um die Entwicklung der Leistung der oberen Extremitäten zu verfolgen.

Aktiver Bewegungsumfang

Die Möglichkeit des Untersuchten, die Gegenstände zu erreichen und die Bewegung wie für die Aufgabe gefordert durchzuführen; die Qualität der Bewegung wird nicht berücksichtigt.

0 Alle Bewegungsumfänge, die von der Aufgabe verlangt wurden, sind vorhanden.

-1 Bestimmte Teile der Aufgabe sind schwierig oder wurden kompensiert wegen einer teilweisen Einschränkungen des aktiven Bewegungsumfanges.

-2 Bestimmte Bewegungsumfänge waren sehr eingeschränkt, sie machten es unmöglich die Gegenstände zu erreichen oder Teile der Aufgabe zu erfüllen.

-3 Die Mehrheit der Bewegungsumfänge, die notwendig waren, um die Aufgabe durchzuführen, waren sehr eingeschränkt. Dadurch reduzierte sich die Ausführung der Aufgabe substantiell.

Kräfte

Die Fähigkeit des Untersuchten "schweres" Aufgabenmaterial zu benutzen (das Widerstand bietet, der über die Schwerkraft hinausgeht), ohne kompensatorische Bewegungen.

0 Die Kraft der oberen Extremität ist ausreichend, um die Aufgabe zu erfüllen, so wie sie beschrieben ist (zumindest gegen Schwerkraft und den Widerstand des Objektes).

-1 Die Kraft, der oberen Extremität ist verringert, was zum Auftreten von einigen kompensatorischen Bewegungen beiträgt.

-2 Die Kraft der oberen Extremität ist deutlich verringert und dieser Verlust kann nicht leicht durch Ersatzbewegungen ausgeglichen werden

-3 Die Kraft ist zu vermindert, um das Material anzuheben, die Aufgabe wird dadurch unmöglich durchführbar oder unmöglich auszuwerten, weil es unmöglich war, mit dem Material umzugehen.

Präzision der groben motorischen Bewegungsabläufe

Die Fähigkeit des Untersuchten, eine präzise, schnelle und angemessene Bewegung mit den oberen Extremitäten durchzuführen, ohne Beachtung der Hand.

0 Die unilateralen und bilateralen Bewegungen sind schnell, präzise und für die Aufgabe angemessen.

-1 Die groben Bewegungsabläufe sind leicht unkoordiniert oder werden langsam durchgeführt.

-2 Die Bewegungsabläufe der oberen Extremitäten, sind ungenau, schlecht koordiniert oder sehr langsam.

-3 Keine Präzision bei den groben Bewegungsabläufen in Bezug auf das Erreichen der Aufgabenziele. Oder: kann nicht beurteilt werden.

Greifen

Die Fähigkeit des Untersuchten, verschiedene, kleine oder große Objekte mit der Hand oder mit den Fingern angemessen zu greifen.

0 Alle Greifmuster (grobes Greifen und Präzisionsgriff), die verlangt wurden, um die Aufgabe durchzuführen, werden ohne offensichtliche Schwierigkeiten ausgeführt.

-1 Alle Objekte können gegriffen werden, trotz einiger Schwierigkeiten beim Greifen.

-2 Bestimmte Griffe waren unmöglich oder sehr schwierig und verlangten mehrere Versuche.

-3 Bei der Aufgabe war kein Greifen möglich. Oder kann nicht beurteilt werden.

Präzision der feinmotorischen Bewegungen

Die Möglichkeit des Untersuchten, Hände und Finger zu benutzen, präzise schnelle Bewegungen durchzuführen, die gut auf das Erreichen des Aufgabenziel gerichtet sind.

0 Die Bewegungen der Hand und der Finger sind sehr genau und zielgerichtet. Die Handhabung der Objekte verläuft normal.

-1 Die Präzision der feinmotorischen Bewegung ist verringert oder die Bewegungen sind langsam. Die Handhabung mit den Objekten kann schwierig sein, aber ist möglich. Ein leichtes Zittern kann vorhanden sein.

-2 Bestimmte Bewegungen haben deutlichen Mangel an Genauigkeit. Die Objekte werden oft fallengelassen. Es ist ein deutliches Zittern vorhanden.

-3 Die feinmotorischen Bewegungen sind sehr ungenau oder unmöglich auszuführen. Es ist unmöglich, die erwünschten feinmotorischen Bewegungsabläufe durchzuführen, die für die Aufgabe nötig sind. Oder kann nicht beurteilt werden.

Bewertung spezielle Fälle

1. Schreiben Sie alle in Frage kommenden Kommentare in die dafür vorgesehenen Abschnitte.

2. Wenn die Aufgabe erfüllt wurde, mit oder ohne Schwierigkeiten, instruiert oder demonstriert, wird die Geschwindigkeit der Durchführung notiert und jede der anderen Messkriterien.

3. Falls ein Teil einer Aufgabe wegen Einschränkungen nicht erfüllt werden kann, aus welchen Grund auch immer, kann der Untersucher physische Hilfestellung geben oder den Grad der Schwierigkeit herabsetzen, um auf diese Weise ein Maximum an Aufgabendimensionen zu beobachten. Der Patient kann so trotz Schwierigkeiten die Aufgabe ausführen. Die Geschwindigkeit der Durchführung kann jedoch in diesem Fall nicht gezählt werden. Der Patient bekommt eine -2 bei der funktionellen Beurteilung und die Aufgabenanalyse-Dimensionen werden entsprechend der eingeführten Skala für jede Aufgabe bewertet. Beispiele von Hilfestellung oder Modifikation:
a. Das Material festhalten/stabilisieren
b. Gewicht eines Objektes reduzieren (z.B. weniger Wasser in der Kanne)
c. Die Höhe reduzieren (z.B. das Material von der oberen Regalfläche auf die untere Arbeitsfläche stellen).

4. Falls der Patient eine -3 bei der funktionellen Beurteilung erhält, ist es oft unmöglich, die Dimensionen der Aufgabenanalyse zu bewerten. In einem solchen Fall bewerten Sie diese Dimensionen mit -3.

5. Bei bilateralen Aufgaben können ungleiche Funktionen der oberen Extremitäten auftreten (Beispiel unilaterale Parese): Bilaterale Aufgaben werden nach den funktionellen, globalen Bewegungsleistungen der oberen Extremitäten bewertet. Dieser Aufgabentyp beinhaltet meist, dass die weniger funktionelle oder nicht dominante obere Extremität das Material stabilisiert (asymmetrische Aufgaben). Eine Ausnahme stellt Aufgabe 5 (einen Schal binden) dar; diese ist eine symmetrische, bilaterale Aufgabe. Falls der Patient nur eine obere Extremität bei einer bilateralen Aufgabe benutzt, wird ein maximaler Wert von -1 bei der funktionellen Beurteiung gegeben, da die Aufgabe leichte Schwierigkeiten aufweist. Bei der Bewertung der Kriterien im Abschnitt Aufgabenanalyse, wird bewertet, was Sie sehen, nämlich die Ausführungen der aktiven oberen Extremität (bessere Seite). Funktionell einhändige Patienten können die bilateralen Aufgaben z.T. gar nicht (Kartenmischen) oder nur abgewandelt aus-ühren. Die Fähigkeit zur Problemlösung bei funktioneller Einhändigkeit ist jedoch für die Alltagskompetenz ein relevantes Faktum, so dass deren Einfluss in der Testsituation zugelassen und damit mit untersucht wird. Die Testinstruktion wird aber unverändert verbal und auch bei der Demonstration bilateral vorgenommen. Die einzige Ausnahme stellt das Kartenmischen dar: Für funktionell einhändige Patienten werden statt des Kartenmischens lediglich die Karten auf drei Stößen verteilt, die dann in veränderter Reihenfolge wieder aufeinandergesetzt werden. Bei der Durchführung der Aufgaben durch den Patienten wird zunächst keine Hilfestellung gegeben. Eigene Änderungen der Aufgaben durch den Patienten, die der Bewältigung des Handlungszieles dienen, sind jedoch erlaubt. Immer wenn der Patient nur eine obere Extremität bei einer bilateralen Aufgabe benutzt, wird ein maximaler Wert von –1 bei der funktionellen Beurteilung gegeben. Falls eine Hilfestellung durch den Untersucher erforderlich wird (z.B. Gewährung einer rutschfesten Unterlage etc.), wird ein Wert von –2 bei der funktionellen Beurteilung vergeben. In der linken oder rechten Ecke des entsprechenden Kästchens, können sie einen Marker setzen, um anzuzeigen, dass eine einzelne obere Extremität die Aufgabe durchgeführt hat. Die unilateralen Aufgaben machen es möglich, die Dimensionen individuell für jede obere Extremität zu quantifizieren. Bei funktionell einhändigen Patienten zeigt sich hier die Nichtdurchführbarkeit für die betroffene obere Extremität.

6. Bei apraktischen Patienten, die oftmals auch aphasisch sind, ist ein mangelndes Instruktionsverständnis nicht immer von apraktisch bedingten mangelhaften Ausführungen der Aufgabe (z.B. Fehlen bestimmter Aufgabenabschnitte) abgrenzbar. Generell darf der Untersucher den Patienten bei der Aufgabendurchführung verbal unterstützen. Folgende Bewertungskriterien werden für die funktionelle Beurteilung spezifiziert:

a. Falls das Handlungsziel erreicht wird, aber der Handlungsablauf vom Patienten nicht genau ausgeführt wird, wie es vom Test vorgegeben ist, wird von „Schwierigkeit" bei der Aufgabenausführung ausgegangen, bei der funktionellen Beurteilung wird ein Wert von –1 vergeben.

b. Falls das Handlungsziel nicht vollständig, aber die Aufgabe zu mehr als 25% ausgeführt wurde, oder falls vom Untersucher die Aufgabe modifiziert werden musste oder bei der Aufgabenausführung der Patient physisch unterstützt werden musste, oder falls Teilschritte vom Patienten mehrfach wiederholt probiert werden mussten (hier ist nicht gemeint, dass der Untersucher mehrfach zur korrekten Ausführung verbale Unterstützung gibt), wird davon ausgegangen, dass große Schwierigkeiten vorliegen oder mehrere Wiederholungsschritte erforderlich sind, d.h., dass bei der funktionellen Beurteilung der Wert –2 vergeben wird.

10.2.4. Allgemeine Instruktionen des Patienten

„Ich möchte gerne herausfinden, wie Sie Ihre Arme bei manchen alltäglichen Verrichtungen benutzen. Ich möchte Sie bitten, ein paar Aufgaben zu machen, vor jeder Aufgabe werde ich sie Ihnen demonstrieren. Vor jeder Aufgabe haben Sie die Chance es zu probieren. Ich werde messen, wie lange Sie für jede Aufgabe benötigen und zur gleichen Zeit möchte ich Sie beobachten, wie Sie es machen. Ich kann ihnen gerne helfen, falls Sie meine Hilfe benötigen. Nach jeder Aufgabe werde ich etwas Zeit benötigen, um meine Beobachtungen zu notieren."

„Manche Aktivitäten müssen zweimal durchgeführt werden, einmal mit der rechten Hand und einmal mit der linken Hand. Bei anderen Aufgaben werden Sie beide Hände gleichzeitig benutzen, falls Sie dies können. Schließlich werde ich die Kraft Ihrer Hand und Ihre muskuläre Ausdauer mit diesem Gerät messen."

„Haben Sie irgendwelche Fragen?"

10.3. Spezifische Hinweise für Durchführung und Auswertung der einzelnen Aufgaben des TEMPA

Der TEMPA beinhaltet fünf bilaterale und vier unilaterale Aufgaben. Diese sind so geordnet, wie sie im Laufe des Tages vorkommen könnten. Der Verlauf jeder einzelnen Aufgabe ist zusammen mit ihrer Beschreibung, ihren Instruktionen und ihrer Beurteilung unten angegeben. Zusätzlich sind die genauen Positionen der Testobjekte und -materialien in Abbildungen dargestellt. Schließlich sind kleine Nummern jeweils zur Aufgabe (# 1-9) direkt auf dem Regal angezeigt, um die genaue Position der Materialien zu finden. Diese Referenzpunkte gewährleisten, dass ein hohes Maß an Standardisierung bei den Aufgaben erreicht wird.

Aufgabe 1.
HEBEN UND BEWEGEN EINES GLASES MIT LÖSLICHEM KAFFEE
(unilaterale Aufgabe)

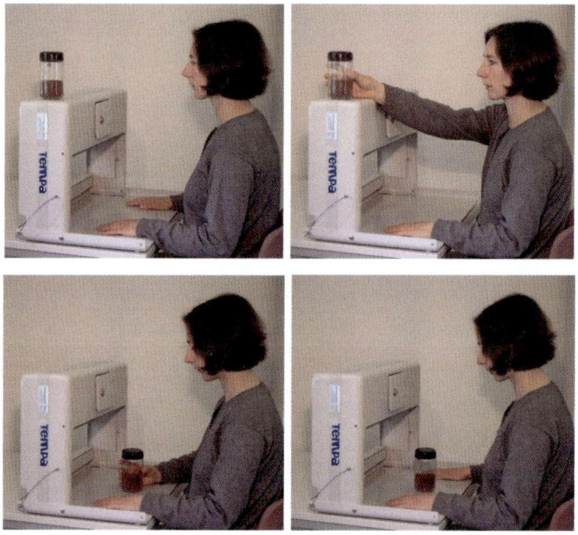

a) Aufgabe

Ein Glas mit löslichem Kaffee steht auf der oberen Ablage auf der markierten Stelle, kontralateral (gegenüber) zur oberen Extremität, die evaluiert wird. Der Untersuchte nimmt das Glas mit löslichem Kaffee und stellt es in die Mitte der Arbeitsfläche.

b) Instruktionen

„Nehmen Sie mit Ihrer rechten (oder linken) Hand das Glas hoch und stellen es hier nach unten, genau in die Mitte der Arbeitsfläche.“

„Falls Sie möchten, können Sie vorher probieren.“

„Sind Sie fertig?“

„Legen Sie Ihre Hände an den Rand des Tisches bis ich los sage.“

„Los.“

„Tun Sie das Gleiche mit der anderen Hand.“

c) Material

Ein 100g Glas mit löslichem Kaffee, halb voll.

d) Bewertung

Wenn die Aufgabe – mit oder ohne Schwierigkeiten – erfüllt ist, messen Sie die Dauer und bewerten die anderen Messkriterien.

Die beiden Arme werden getrennt bewertet.

Die 5. Dimension (Präzision der feinmotorischen Bewegung) im Abschnitt Aufgabenanalyse wird nicht bewertet.

Aufgabe 2.
GLAS ÖFFNEN UND EINEN LÖFFEL KAFFEE ENTNEHMEN
(bilaterale Aufgabe)

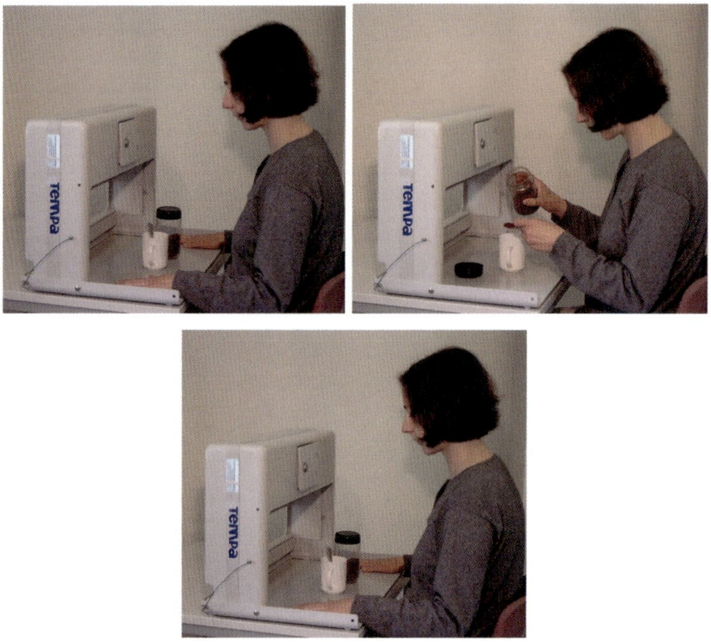

a) Aufgabe

Ein Glas mit löslichem Kaffee und eine Tasse befinden sich auf der markierten Stelle (#2) auf der Arbeitsfläche. Der Deckel des Glases ist mäßig fest zugeschraubt. Ein Löffel befindet sich in der Tasse, der Stiel des Löffels zeigt zum Körper des Untersuchten. Der Henkel der Tasse ist auf der linken Seite. Der Patient öffnet das Glas mit Kaffee, entnimmt einen Löffel Kaffee aus dem Glas, tut Pulver und Löffel in die Tasse, schließt das Glas und stellt es auf die Ausgangsposition zurück. Die Tasse wird nicht hochgehoben. (Anmerkung: Nachdem die Aufgabe beendet ist, wird der Kaffee vom Untersucher wieder zurück ins Glas getan.)

b) Instruktionen

> "Benutzen Sie die Hand, die Sie bevorzugen. Heben Sie dieses Glas mit Kaffee an und öffnen Sie es. Dann nehmen Sie den Löffel aus der Tasse und entnehmen dem Glas einen Löffel voll Kaffee. Schütten Sie den Löffel voll Kaffee in die Tasse. Schließen Sie dann das Glas wieder und stellen es zurück an den vorherigen Platz."
>
> "Falls Sie möchten, können Sie vorher probieren."
>
> "Lassen Sie ihre Hände am Rand der Tischkante bis ich los sage."
>
> "Los."

c) Material

ein 100g Glas mit löslichem Kaffee, halbvoll
ein Teelöffel
eine Kaffeetasse

d) Bewertung

Wenn die Aufgabe – mit oder ohne Schwierigkeiten – erfüllt ist, messen Sie die Dauer und bewerten die anderen Messkriterien

Beachten Sie bitte die o.g. "Bewertung spezielle Fälle", falls ein Teil der Aufgabe nicht ausgeführt werden konnte.

Beide obere Extremitäten werden gemeinsam bewertet. Normalerweise wird eine der Extremitäten hauptsächlich und fast ausschließlich als Stabilisator eingesetzt. Dokumentieren Sie die aufgabenbezogene Bewegungsleistung (insbesondere des besseren Armes) (der Funktionsverlust der anderen Seite wird bei den unilateralen Aufgaben bestimmt).

Aufgabe 3.

EINE KANNE NEHMEN UND WASSER IN EIN GLAS GIEßEN

(unilaterale Aufgabe)

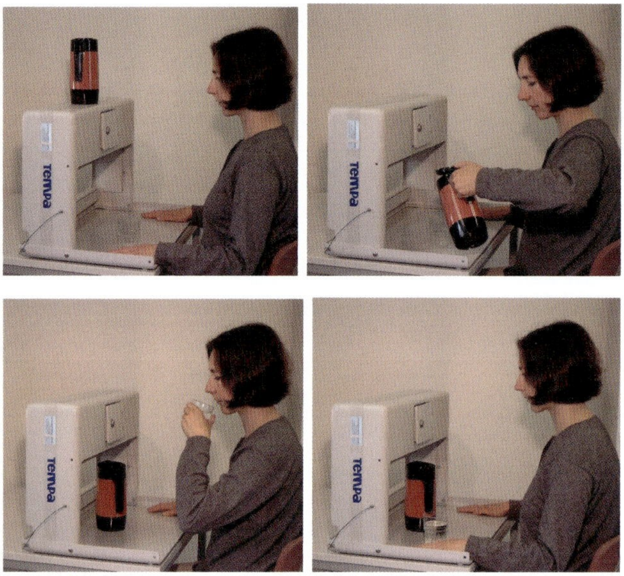

a) Aufgabe

Eine Kanne mit 400 ml Wasser befindet sich in der Mitte der oberen Ablage. Bei der Durchführung mit der rechten Hand zeigt der Henkel zur rechten Seite. Bei der Durchführung mit der linken Hand zeigt der Henkel zur linken Seite. Das Glas steht auf der Seite der ausführenden Hand. Der Untersuchte hebt die Kanne an, bringt sie zur Arbeitsfläche hinunter und füllt das Glas 3/4 voll. Die Kanne wird dann abgestellt und mit derselben Hand wird das gefüllte Glas bis zum Kinn geführt und dann wieder auf dem Tisch abgestellt. Die Aufgabe wird mit der anderen Hand wiederholt.

b) Instruktionen

> „Mit dieser Hand nehmen Sie die mit Wasser gefüllte Kanne und füllen dieses Glas ca. ¾ voll. Dann stellen Sie die Kanne auf den Tisch, heben das Glas hoch und berühren Ihr Kinn damit. Dann stellen Sie das Glas zurück auf den Tisch."
>
> „Falls Sie möchten, können Sie vorher probieren."
>
> „Sind Sie fertig?"
>
> „Los."
>
> „Tun Sie das Gleiche noch einmal mit der anderen Hand."

c) Material

eine Kanne mit 400ml Wasser
ein Glas

d) Bewertung

Die Aufgabe wird entsprechend der individuellen Ausführungsleistungen der zwei oberen Extremitäten ausgewertet.

Falls die Aufgabe mit oder ohne Schwierigkeiten vollendet wird, wird die Zeit eingetragen.

Falls ein Teil der Aufgabe unmöglich oder sehr schwer durchführbar ist und Modifikation oder Hilfestellung benötigte, gehen Sie zu der Sektion „Bewertung spezieller Fälle".

Die Dimension „Präzision von fein motorischen Bewegungen", im Abschnitt Aufgabenanalyse, wird nicht bewertet.

Aufgabe 4.

AUFSCHLIEẞEN EINES SCHLOSSES UND ÖFFNEN EINER PILLENDOSE (bilaterale Aufgabe)

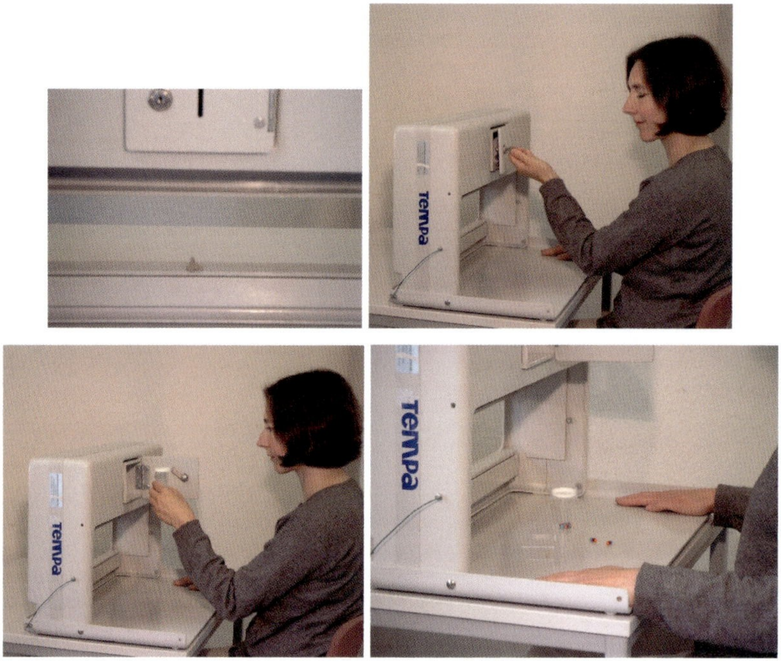

a) Aufgabe

Ein Schlüssel liegt hinten in der Mitte der unteren Ablage. Der Schlüsselkopf zeigt nach vorne und die Zähne zeigen zur Seite der dominanten Hand. Dies erleichtert die Handhabung des Schlüssels und das Öffnen des Schlosses. Ein Kasten mit einem Schloss, befindet sich unterhalb der oberen Ablage. Der Untersuchte nimmt den Schlüssel auf (der Durchführende bittet, den Schlüssel mit Zeigefinger und Daumen im lateralen Präzisionsgriff mit dem Daumen nach oben aufzunehmen) und öffnet mit einer viertel Drehung nach links oder rechts den Kasten. Der Schlüssel bleibt im

Schloss, der Untersuchte nimmt die Pillendose aus dem Kasten, öffnet sie, entnimmt zwei Pillen, schließt die Dose wieder und legt alles auf den Tisch.

b) Instruktionen

„Nehmen Sie den Schlüssel so, und öffnen so den Kasten, lassen Sie den Schlüssel im Schloss. Sie nehmen die Pillendose heraus, öffnen sie, entnehmen zwei Pillen und legen sie auf den Tisch. Dann schließen Sie die Dose und stellen sie auch auf den Tisch."

"Falls Sie möchten, können Sie es vorher probieren."

"Sind Sie fertig?"

"Los"

c) Material

ein kleiner Schlüssel
ein Schloss, es ist Teil eines Kastens der sich unter der oberen Ablage befindet
eine Pillendose (Standardverschluss) mit zehn Placebokapseln

d) Bewertung

Wie bei Aufgabe Nr. 2 oder im Abschnitt "Bewertung spezielle Fälle".

Zusatz: Der Kasten kann herausgenommen werden. Falls der Untersuchte diesen aus irgendeinem Grund nicht erreichen kann, kann der Untersucher den Kasten herausnehmen und auf die Arbeitsfläche stellen. Das erlaubt, andere Aspekte der Aufgabe zu beurteilen. Der Untersuchte erhält dann jedoch bei der funktionellen Beurteilung eine –2.

Aufgabe 5.
EINEN BRIEFUMSCHLAG BESCHRIFTEN UND FRANKIEREN
(bilaterale Aufgabe)

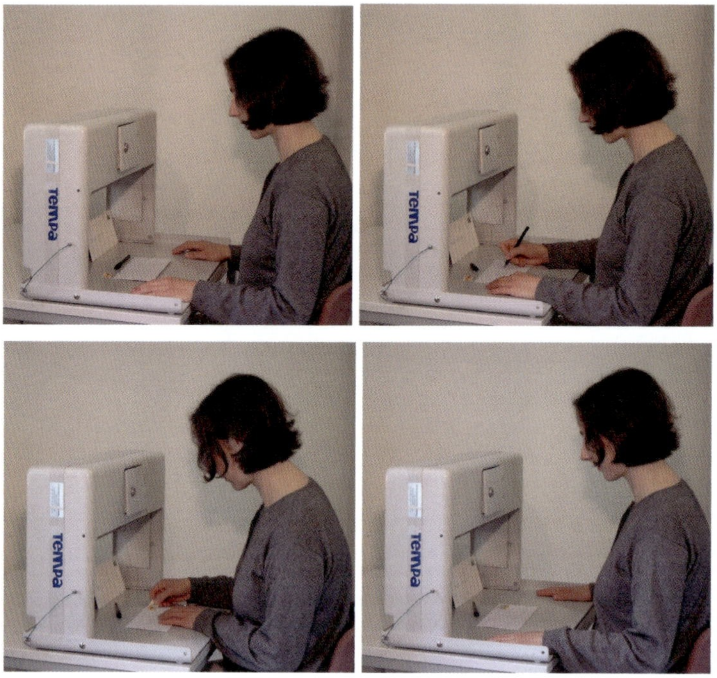

a) Aufgabe

Ein Briefumschlag, eine Briefmarke und ein Kugelschreiber liegen auf der Arbeitsfläche. Ein Modellumschlag mit den Worten "Berlin-Spandau" (oder einem anderen regionalen und damit bekanntem Ortsnamen; bei Testwiederholungen bitte immer den gleichen Namen benutzen) und einer aufgeklebten Briefmarke steht hinten auf der Arbeitsfläche.

Der Untersuchte schreibt die Worte "Berlin-Spandau" (oder den anderen als ‚Modell' gegebenen Ortsnamen) in die Mitte des Umschlags und klebt eine Briefmarke in die rechte obere Ecke des Briefumschlages. Der Untersuchte kann den Umschlag verschieben, damit er bequemer schreiben kann. Falls der Untersuchte dies nicht kann, kann er auch seinen eigenen Namen eintragen anstatt "Berlin-Spandau" (oder eines anderen vorgegebenen Ortsnamens).

b) Instruktionen

> "Nehmen Sie diesen Kugelschreiber und schreiben Sie die Worte "Berlin-Spandau" (oder " "; anderer vorgegebener Ortsname) in die Mitte dieses Umschlages. Dann nehmen Sie die Briefmarke und kleben Sie in die rechte obere Ecke."
>
> "Sie können gerne vorher auf einem Stück Papier üben oder sofort anfangen."
>
> "Sind Sie fertig?"
>
> "Los."

c) Material

ein weißer Briefumschlag (24.0×10.5cm)
eine Briefmarke
ein Kugelschreiber

d) Bewertung

Falls der Untersucher den Briefumschlag während des Schreibens festhalten muss, wird eine -2 als funktionelle Beurteilung vergeben. Falls der Patient aphasisch ist und nicht schreiben kann, aber den Rest der Aufgabe ausführen kann, bekommt er bei der funktionellen Beurteilung auch eine -2. Die "Kraft"-Dimension im Abschnitt Aufgabenanalyse wird nicht bewertet.

Aufgabe 6.
EINEN SCHAL BINDEN
(bilaterale Aufgabe)

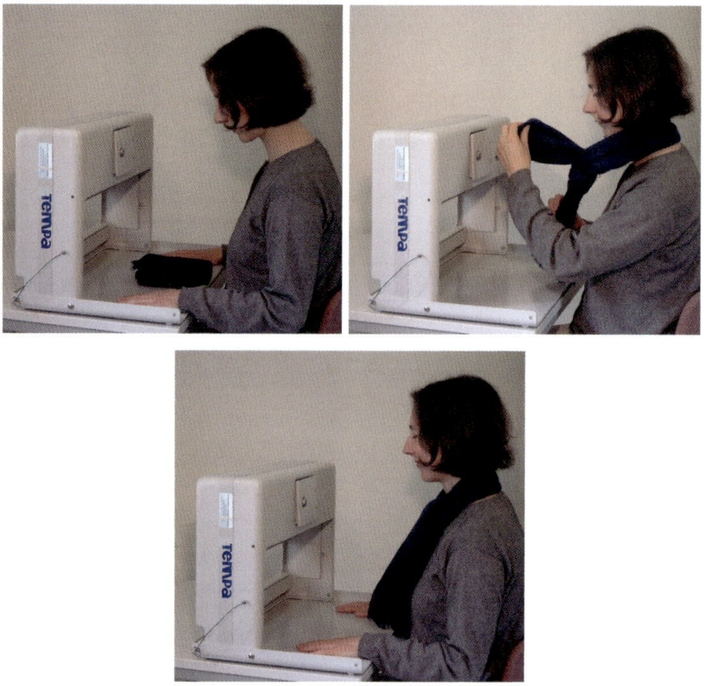

a) Aufgabe

Ein Schal ist 8-fach gefaltet und liegt mit den Fransen zur linken Seite auf der Arbeitsfläche. Der Untersuchte nimmt den Schal auf, entfaltet ihn, legt ihn sich um den Hals und macht einen einfachen Knoten. Der Hals darf während der Aufgabe nicht flektiert (gebeugt) werden.

Ziel ist, dass die beiden oberen Extremitäten so symmetrisch wie möglich bei der Ausführung der Aufgabe benutzt werden.

b) Instruktionen

> "Sie nehmen den Schal, entfalten ihn, legen ihn sich um den Hals und machen dann einen einfachen Knoten. Versuchen Sie dabei den Kopf so gerade wie möglich zu halten."
>
> "Falls Sie möchten, können Sie es vorher probieren"
>
> "Sind Sie fertig?"
>
> "Los."

c) Material

ein Wollschal

d) Bewertung

Die funktionelle Beurteilung erfolgt für die Aufgabe als Ganzes. Auf der anderen Seite werden wegen der natürlichen Symmetrie der Aufgabe die Dimensionen der Aufgabenanalyse für jeden Arm getrennt bewertet.

Siehe auch Abschnitt "Bewertung spezielle Fälle" .

Es ist akzeptabel, wenn der Untersuchte den Hals in normaler Weise (leicht) beugt.

Die Dimensionen "Kraft" und "Präzision der feinmotorischen Bewegungen" im Abschnitt Aufgabenanalyse werden nicht bewertet.

Aufgabe 7.

MISCHEN UND AUSGEBEN VON SPIELKARTEN

(bilaterale Aufgabe)

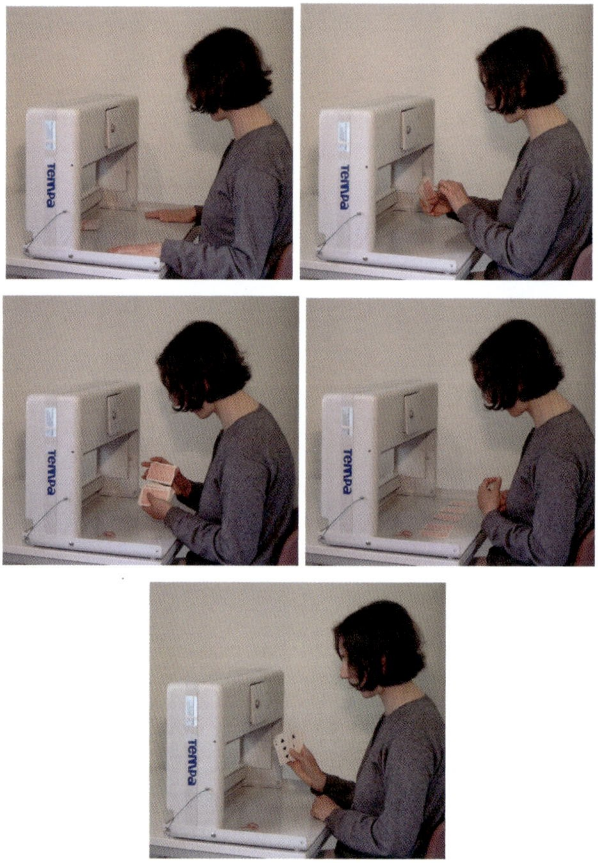

a) Aufgabe

Ein Stoß Karten, durch ein Gummiband zusammengehalten, liegt hinten in der Mitte der Arbeitsfläche. Der Untersuchte nimmt den Satz Karten auf, entfernt das Gummiband, mischt 3× und dann legt er 5 Karten nebeneinander verdeckt auf das untere Regal. Der Kartenhaufen wird beiseite gelegt und nun nimmt der Patient die Karten nacheinander auf, indem er sie zum Tischrand schiebt (wie normalerweise bei einem Kartenspiel). [*Bei funktionell einhändigen Patienten erfolgt eine abgewandelte Aufgabe:* Der Kartenstoß liegt ohne Gummiband da. Statt des Kartenmischens werden die Karten lediglich auf drei Stöße verteilt, die dann in veränderter Reihenfolge wieder aufeinandergesetzt werden. Dann werden 5 Karten nebeneinander auf das untere Regal gelegt und nacheinander wieder aufgenommen und auf den Stoß gelegt].

b) Instruktionen

„Nehmen Sie diesen Kartenstoß auf und entfernen Sie das Gummiband, mischen Sie bitte 3×, so wie ich und dann legen Sie 5 Karten verdeckt nebeneinander vor sich auf den Tisch. Legen Sie den Rest des Stoßes daneben. Nun nehmen Sie nacheinander die Karten auf.“ [*bzw. bei funktionell einhändigen Patienten*: „Nehmen Sie den Kartenstoß auf, verteilen ihn auf drei Stöße, setzen Sie diese wieder anders aufeinander, dann legen Sie 5 Karten verdeckt nebeneinander vor sich auf den Tisch. Nun nehmen Sie nacheinander die Karten auf und legen sie wieder auf den Stoß.“]

„Falls Sie möchten, können Sie es vorher probieren“

„Sind Sie fertig?“

„Los.“

c) Material

ein Kartenstoß
ein Gummiband

d) Bewertung

Falls nötig, siehe Abschnitt „Bewertung spezielle Fälle“. Die „Kraft“-Dimension beim Abschnitt Aufgabenanalyse wird nicht bewertet.

Aufgabe 8.

MÜNZEN HANTIEREN (unilaterale Aufgabe)

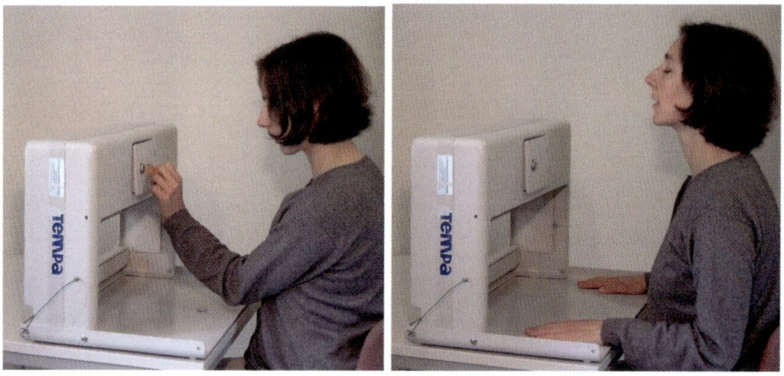

a) Aufgabe

Die Münzen befinden sich am angezeigten Ort auf der Arbeitsfläche, von der kleinsten zur größten gestapelt (die größte befindet sich oben). Der Untersuchte steckt sie nacheinander in den Münzschlitz, dieser befindet sich in dem Kasten unter der oberen Ablage.

Die Aufgabe wird mit der anderen Hand wiederholt.

b) Instruktionen

> „Benutzen Sie diese Hand und nehmen Sie diese Münzen nacheinander auf und stecken sie hier in diesen Münzschlitz. Fangen Sie mit der großen (2 €) an."
>
> „Falls Sie möchten, können Sie es vorher probieren."
>
> „Sind Sie fertig?"
>
> „Los."
>
> „Machen Sie das Gleiche noch einmal mit der anderen Hand"

c) Material

4 Münzen (2 €; 1 €; 0.10 €; 0.05 €)

der Münzschlitz unter der oberen Ablage

d) Bewertung

Siehe Aufgabe 3 und den Abschnitt „Bewertung spezielle Fälle".

Die „Kraft"-Dimension beim Abschnitt Aufgabenanalyse wird nicht bewertet.

N.B. Wie in Aufgabe 4 beschrieben, ist der Kasten unter der oberen Ablage herausnehmbar. Falls der Untersuchte den Münzschlitz nicht erreichen kann, um die Münzen einzuwerfen, darf der Untersucher den Kasten herausnehmen (und auf der Arbeitsfläche platzieren).

Aufgabe 9.

AUFNEHMEN UND BEWEGEN VON KLEINEN GEGENSTÄNDEN

(unilaterale Aufgabe)

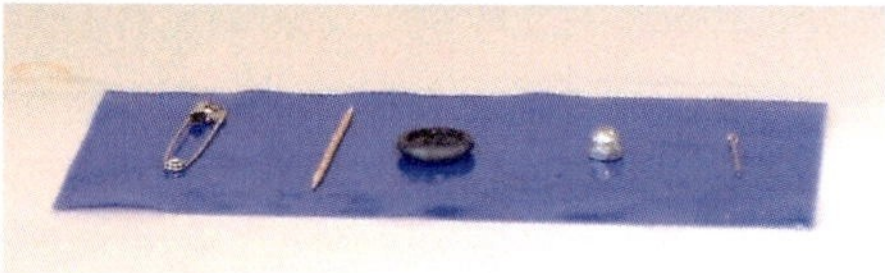

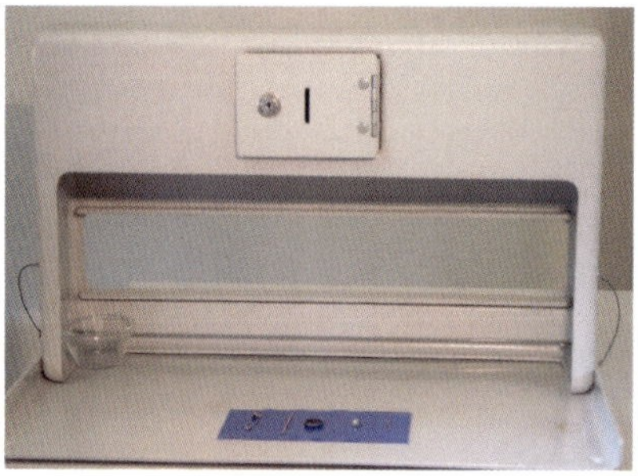

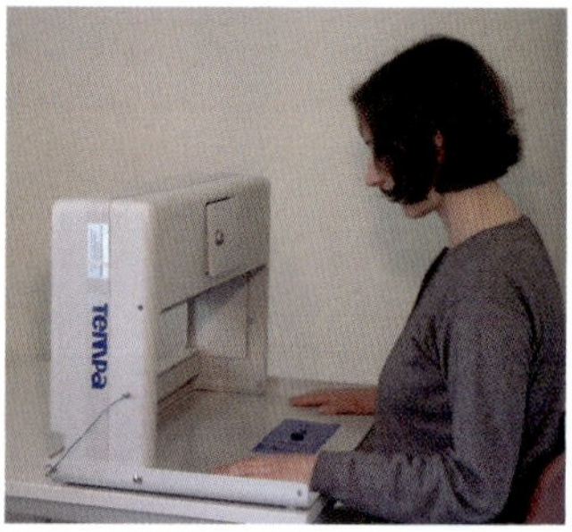

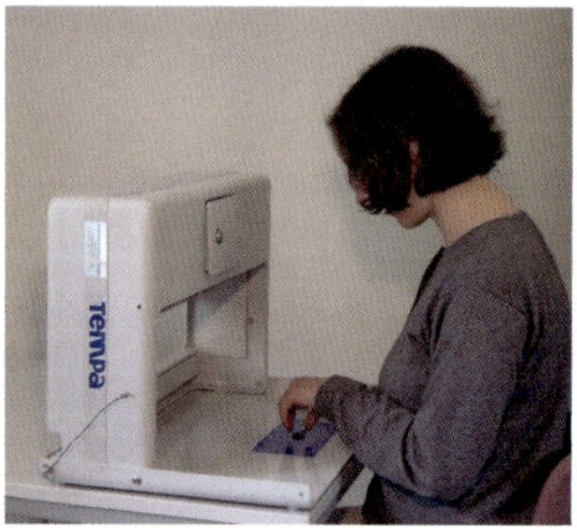

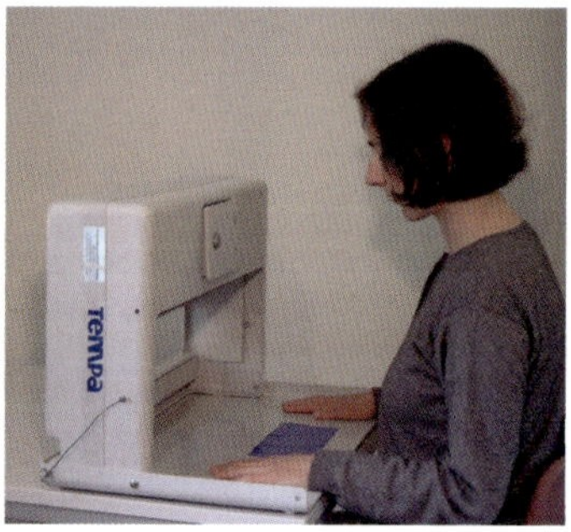

a) Die Aufgabe

5 kleine Gegenstände liegen auf der Arbeitsfläche auf einer Antirutschfolie, um sie zu stabilisieren. Die Umrisse der Objekte sind auf dem Material markiert. Der Untersuchte nimmt jeweils einen Gegenstand auf und legt ihn in ein Glasschälchen, dieses befindet sich an der markierten Stelle in der hinteren Ecke, auf der Seite des Armes, der bewertet wird.

b) Instruktionen

"Nehmen Sie die Gegenstände und zwar jeweils einen und legen sie in dieses Schälchen."
"Falls Sie möchten, können Sie es vorher probieren."
"Sind Sie fertig ?"
"Los."
"Tun Sie das Gleiche noch einmal mit der anderen Hand."

c) Material

ein Glasschälchen
eine Sicherheitsnadel
ein flacher Zahnstocher
ein Knopf
eine Hutmutter
ein Nagel

d) Bewertung

Alle Gegenstände müssen aufgehoben werden und in das Schälchen gelegt werden, um die Wertung 0 oder -1 als funktionelle Bewertung zu erreichen.

Die "Kraft"-Dimension im Abschnitt Aufgabenanalyse wird nicht bewertet.

Zusatzaufgabe 1.
GRIFFSTÄRKE

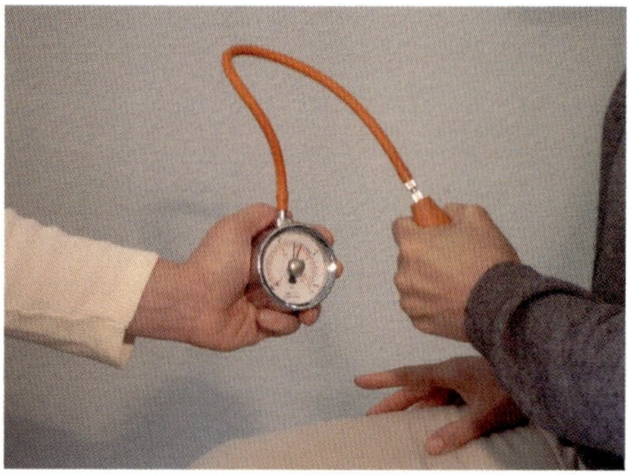

a) Material

Dynamometer oder Faustschlußvigorimeter

b) Position des Untersuchten

Der Untersuchte sitzt auf einem Stuhl ohne Armlehnen und hält das Dynamometer in der Hand; der Auswertende unterstützt leicht das Dynamometer.

c) Position der oberen Extremitäten

Der Oberarm ist adduziert in neutraler Rotationsstellung, der Ellenbogen wird um 90° angewinkelt und der Unterarm befindet sich in neutraler Position. Das Handgelenk wird leicht extendiert (0-30°). Der Griff des Dynamometers befindet sich auf der Position #2.

(Anmerkung für die Benutzung eines Fausschlußvigorimeters (FSV): der Untersuchte hält in der beschriebenen Arm/Handstellung den Ballon des Faustschlußvigorimeters in der Hand, der Untersucher hält den Faustschlußvigorimeter so, dass beide die

Anzeige sehen können. Der Unterarm des Probanden ist weder auf dem Tisch abgelegt noch am Körper.)

d) Durchführung

Der Untersuchte muss den Griff Dynamometer (Ballon des FSV) so fest wie möglich drücken. Der Untersucher gibt so viel mündliche Aufforderung wie möglich. Auf jeder Seite werden 3 Messdurchgänge vorgenommen, abwechselnd zwischen rechts und links, mit der dominanten Seite wird begonnen, es sollte ein zeitlicher Abstand von ca. 20 sec. Pause zwischen 2 Messungen auf der gleichen Seite bestehen.

e) Instruktionen

"Ich werde nun die Kraft Ihrer Hände messen. Ich werde jede Hand 3× messen."

"Ich möchte, dass Sie dieses Gerät genau so halten und drücken, so fest Sie können."

"Sind Sie fertig? Drücken Sie, so fest sie können."

"Fester!...Fester!...Entspannen!"

(Das Gleiche mit der anderen Hand) Das gleiche Verfahren wird noch 2× wiederholt.

f) Bewertung

Das Ergebnis für jede Hand wird in den Bewertungsbogen (z.B. in bar) eingetragen und der Mittelwert der 3 Messungen berechnet.

Zusatzaufgabe 2.

RELATIVE ISOMETRISCHE MUSKELAUSDAUER

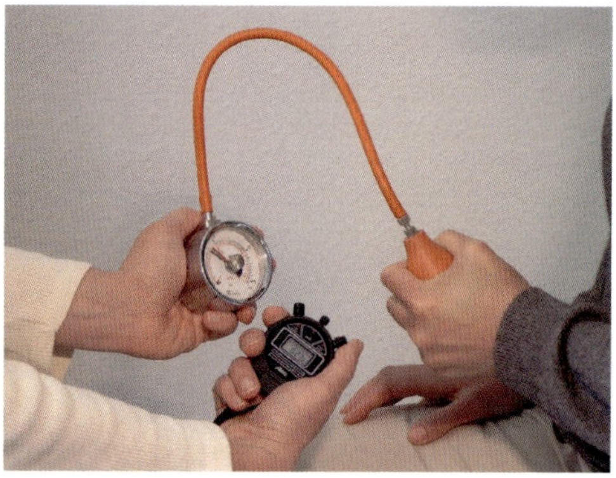

Die relative isometrische Ausdauer ist so definiert: Die Fähigkeit des Untersuchten, über einen bestimmten Zeitraum eine Kraft aufrecht zu erhalten, die 50% der Maximumstärke entspricht.

a) Material

Dynamometer oder Faustschlußvigorimeter und Stoppuhr

b) Position des Untersuchten

Der Patient sitzt auf einem Stuhl ohne Armlehnen und hält das Dynamometer (oder den Ballon eines FSV) in der Hand; der Auswertende unterstützt leicht des Dynamometer (bzw. hält den FSV).

Position der oberen Extremität: Der Oberarm ist adduziert in neutraler Rotationsstellung, der Ellenbogen wird um 90° angewinkelt und der Unterarm befindet sich in neutraler Position. Das Handgelenk wird leicht extendiert (0-30°).

c) Durchführung

Der Mittelwert, der beim Messen der Griffstärke jeder Hand mit dem Dynamometer ermittelt wurde, wird durch zwei geteilt. Der Untersuchte wird gebeten den berechneten Wert zu erreichen und so lange wie möglich zu halten. Die Untersuchung wird mit der anderen Hand wiederholt.

e) Instruktionen

"Ich möchte die Muskelausdauer Ihrer Hände messen. Halten Sie dieses Instrument (*bzw.* Ballon). Ich werde Sie bitten, den Griff (*bzw.* Ballon) soweit zusammen zu drücken, bis der Zeiger einen Wert erreicht, der der Hälfte Ihrer maximalen Stärke entspricht. Ich möchte, dass Sie diese Position so lange wie möglich halten. Ich werde die Dauer messen."

f) Bewertung

Die Zeitspanne, in der die Kraft aufrecht erhalten wird, wird mit der Stoppuhr gemessen. Starten Sie mit der dominanten bzw. mit der besseren Hand. Der Untersucher muss dem Patienten regelmäßig Instruktionen geben (z.B. ein bisschen stärker, nicht so stark) bezgl. der Kraft, die aufrechtzuerhalten ist. (Anmerkung: der Untersuchte kann evtl. wegen des Geräteaufbaus, die Anzeige nicht sehen; wenn möglich, sollte er aber die Anzeige sehen. Die Anzeige der gewünschten Kraft ist ebenfalls wünschenswert). Der Untersucher stoppt die Zeit, falls die Nadel trotz aller Aufmunterungen unter 10% der geforderten Kraft fällt oder wenn der Untersuchte plötzlich aufhört es weiter zu versuchen. Der Test wird mit der anderen Hand wiederholt.

11. Literatur

Ada L, Caning CG, and Low S-L. Stroke patients have selective muscle weakness in shorted range. Brain 126 (2003), 724-731.

Asanuma H and Keller A. Neuronal mechanisms of motor learning in mammals. NeuroReport 1991; 2: 217-224.

Ashe J, Georgopoulos AP. Movement parameters and neural activity in motor cortex and area 5. Cereb Cortex 1994; 4: 590-600.

Barone P and Joseph JP. Prefrontal cortex and spatial sequencing in macaque monkeys. Exp Brain Res 1989; 78: 447-464.

Beer RF, Dewald JP, Rymer WZ. Deficits in the coordination of multijoint arm movements in patients with hemiparesis: evidence for disturbed control of limb dynamics. Exp.Brain Res. 2000; 131: 305-319.

Binkofski F, Dohle C, Posse S, Stephan KM, Hefter H, Seitz RJ, Freund HJ. Human anterior intraparietal area subserves prehension: a combined lesion and functional fMRI activation study. Neurology 1998; 50:1253-1259.

Binkofski F, Seitz RJ, Hacklander T, Pawelec D, Mau J, Freund HJ. Recovery of motor functions following hemiparetic stroke: a clinical and magnetic resonance-morphometric study. Cerebrovasc.Dis. 2001; 11: 273-281.

Bütefisch C, Davis BC, Sawaki L, Walfvogel D, Classen J, Kopylev L, and Cohen LG. Modulation of use-dependent plasticity by d-amphetamine. Ann Neurol 2002; 51:59-68.

Brown JA, Lutsep H, Cramer SC, Weinand M. Motor cortex stimulation for enhancement of recovery after stroke: case report. Neurol res 2003; 25:815-818.

Cauraugh JH. Coupled Rehabilitation Protocols and Neural Plasticity: Upper Extremity Improvements in Chronic Hemiparesis. Restorative Neurology and Neuroscience 2004; 22:337-347, 2004

Chae J, Yang G, Park BK, Labatia I. Muscle weakness and cocontraction in upper limb hemiparesis: relationship to motor impairment and physical disability. Neurorehabil.Neural Repair 2002; 16: 241-248.

Chae J, Yang G, Park BK, Labatia I. Delay in initiation and termination of muscle contraction, motor impairment, and physical disability in upper limb hemiparesis. Muscle Nerve 2002; 25: 568-575.

Celnik PA and Cohen LG. Modulation of motor function and cortical plasticity in health and disease. Restorative Neurology and Neuroscience 2004; 22:261-268.

Cirstea MC and Levin MF. Compensatory strategies for reaching in stroke. Brain 2000; 123: 940-953.

Colebatch JG and Gandevia SC. The distribution of muscular weakness in upper motor neuron lesions affecting the arm, Brain 1989; 112:749-763.

Connolly JD, Andersen RA, Goodale MA. FMRI eveidence for a 'parietal reach region' in the human brain. Exp Brain Res 2003; 153:140-145.

Cramer SC. Changes in motor system function and recovery after stroke. Restorative Neurology and Neuroscience 2004; 22:231-238.

Cruchter MD, and Alexander GE. Movement-related neural activity selectively coding either direction or muscle pattern in three motor areas of the monkey. J Neurophysiol 1990; 64: 151-163.

Cruz EG, Waldinger HC, and Kamper DG. Kinetic and kinematic workspaces of the index finger following stroke. Brain 2005; 128: 1112-21.

Desrosiers J ©, Hébert R, Dutil E. TEMPA. Administration manual. National Library of Canada. 1991. ISBN 2-921470-08-X

Desrosiers J, Malouin F, Bourbonnais D, Richards CL, Rochette A, Bravo G. Arm and leg Impairments and disabilities after stroke rehabilitation: relation to handicap. Clinical Rehabilitation 2003; 17: 666-673.

Deutsch JE, Merians AS, Adamovich S, Poizner H, Burdea GC. Development and Application of Virtual Reality Technology to Improve Hand Use and Gait of Individuals Post-Stroke. Restorative Neurology and Neuroscience 2004; 22:371-386.

Dietz V, Quintern J, W. Berger W. Electrophysiological studies in gait in spasticity and rigidity: evidence that altered mechanical properties of muscles contribute to hypertonia, Brain 1981; 104: 431-449.

Eickhof C. Wiederherstellung der Innervationsfähigkeit für Zielmotorik durch ein systematisches repetitives Basistraining, in: Grundlagen der Therapie bei erworbenen Lähmungen, C. Eickhof, Pflaum, München, 2001, S.160-213.

Evarts EV. Relation of pyramidal tract activity to force exerted during voluntaryx movement. J Neurophysiol 1968; 75: 36-43.

Farmer SF, Swash M, Ingram DA, and Stephens JA. Changes in motor unit synchronization following central nervous lesions in man, Journal of Physiology 1993; 463:, 83-105.

Feeney DM, De Smet AM and Rai S. Noradrenergic Modulation of Hemiplegia: Facilitation and Maintenance of Recovery. Restorative Neurology and Neuroscience 2004; 22:175-190.

Fellows SF, Kaus C, and Thilmann AF. Voluntary movement at the elbow in spastic hemiparesis, Ann Neurol 1994; 36: 397-407.

Fleishman EA. The structure and measurement of physical fitness, Englewood Cliffs, NJ: Prentice-Hall, 1964.

Fleishman EA. The description and prediction of perceptual-motor skill learning, in: Training research and education, R. Glasner, editor, Wiley, New York, 1965, pp. 137-175.

Fleishman EA. Individual differences and motor learning, in: Learning and individual differences, R.M. Gagne, editor, Merill, Columbus OH, 1967, pp. 165-191.

Freund HJ, Dietz V, Wita C, and Knapp H. Discharge characteristics of single motor units in normal subjects and patients with supraspinal motor disturbances. In J.E. Desmedt (Ed.), New developments in electromyography and clinical neurophysiology, Karger, New York, 1973, pp. 242-250.

Fridman EA, Hanakawa T, Chung M, Hummel F, Leiguarda RC, Cohen LG. Reorganization of the human ipsilesional premotor cortex after stroke. Brain 2004; 127:747-758.

Frith CD, Friston K, Liddle PF, Frackowiak RSJ. Willed action and the prefrontal cortex in man. A study with PET. Proceedings of the Royal Society 1991; 244: 241-246.

Georgopoulos AP: Higher order motor control. Annu Rev Neurosci 1991; 14: 361-377.

Haaland KY, Elsinger CL, Mayer AR, Durgerian S, Rao SM. Motor sequence and performing hand produce differential patterns of hemispheric lateralization. Journal of Cognitive Neuroscience 2004; 16:621-636.

Hankey GJ, Jamrozik K, Broadhurst RJ, Forbes S, Anderson CS. Long-term disability after first-ever stroke and related prognostic factors in the Perth community stroke study, 1989-1900. Stroke 2002; 33: 1034-1040.

Hendricks HT, Pasman JW, Merx JL, van Limbeek J, Zwarts MJ. Analysis of recovery process after stroke by means of transcranial magnetic stimulation. Journal of Clinical Neurophysiology 2003; 20: 188-195.

Hesse S. Recovery of gait and other motor functions after stroke: novel physical and pharmacological treatment strategies. Restorative Neurology and Neuroscience 2004; 22:359-369.

Hogan N and Krebs HI. Interactive Robots for Neuro-Rehabilitation. Restorative Neurology and Neuroscience 2004; 22:349-358.

Hufschmidt K and Mauritz K-H. Chronic transformation of muscle in spasticity: a peripheral contribution to increased tone, Journal of Neurology, Neurosurgery and Psychiatry 1985; 48: 676-685.

Jeannerod M. The cognitive neuroscience of action. Blackwell, Oxford, 1997.

Johansen-Berg H, Rushworth MF, Bogdanovic MD et al., The role of ipsilateral premotor cortex in hand movement after stroke. Proc Natl Acad Sci U S A 2002; 99:14518-14523.

Johansson BB. Functional and cellular effects of environmental enrichment after experimental brain infarcts. Restorative Neurology and Neuroscience 2004; 22:163-174.

Jueptner M, Stephan KM, Frith CD, Brooks DJ, Frackowiak RSJ, and Passingham RE. The anatomy of learning, I. The frontal cortex and attention to action. J Neurophysiol 1996; 77: 1313-24.

Kaas JH and Qi H-X. The reorganization of the motor system in primates after the loss of a limb. Restorative Neurology and Neuroscience 2004; 22:145-152.

Kamper DG, McKenna-Cole AN, Kahn LE, and Reinkensmeyer DJ. Alterations in reaching after stroke and their relation to movement direction and impairment severity, Arch Phys Med Rehabil 2002; 83: 702-707.

Karni A. Meyer G, Jezzard P, Adams MM, Turner R, and Ungerleider LG. Functional MRI evidence for adult motor cortex plasticity during motor skill learning. Nature 1995; 377: 155 -158.

Knutsson E, and Martensson A. Dynamic motor capacity in spastic paresis and its relation to prime mover dysfunction, spastic reflexes and antagonist co-activation, Scand J Rehab Med 1980; 12: 93-106.

Kwakkel G, Kollen B and Lindeman E. Understanding the pattern of functional recovery after stroke: facts and theories. Restorative Neurology and Neuroscience 2004; 22:281-299.

Kwakkel G, van Peppen R, Wagenaar RC, Wood DS, Richards C, Ashburn A, Miller K, Lincoln N, Partridge C, Wellwood I, Langhorne P. Effects of augmented exercise therapy time after stroke: a meta-analysis. Stroke 2004; 35:2529-39.

Lang W, Höllinger P, Eghker A, and Lindinger G. Functional localization of motor processes in the primary and supplementary motor areas. Journal of Clinical Neurophysiology 1994; 11: 397-419.

Lawrence DG, Kuypers HGJM. The functional organization of the motor system in the monkey. I. The effects of bilateral pyramidal lesion. Brain 1968; 91: 1-14.

Levin MF, Selles RW, Verheul MH, Meijer OG. Deficits in the coordination of agonist and antagonist muscles in stroke patients: implications for normal motor control, Brain Res 2000; 853: 352-369.

Liepert J, Hamzei F, and Weiller C. Lesion-induced and training-induced brain reorganization. Restorative Neurology and Neuroscience 2004; 22:269-277.

Lum PS, Burgar CG, Shor PC. Evidence for strength imbalances as a significant contributor to abnormal synergies in hemiparetic subjects, Muscle Nerve 27 (2003), 211-221.

Mark VM and Taub E. Constraint-Induced Movement Therapy for Chronic Stroke Hemiparesis and Other Disabilities. Restorative Neurology and Neuroscience 2004; 22:317-336.

Matelli M, Rizzolatti G, Bettinardi V., Gilardi MC, Perani D, Rizzo G., Fazio F. Activation of precentral and mesial motor areas during the execution of elemantary proximal and distal arm movements. A PET study. NeuroReport 1993; 4: 1295-1298.

Matthews PM, Johansen-Berg H and Reddy H. Non-invasive mapping of brain functions and brain recovery: applying lessons from cognitive neuroscience to neurorehabilitation. Restorative Neurology and Neuroscience 2004; 2:245-260.

Meijer R, Ihnenfeldt DS, de Groot IJM, van Limbeek J, Vermeulen M, de Haan RJ. Prognostic factors for ambulation and activities of daily living in the subacute phase after stroke. A systematic review. Clinical Rehabilitation 2003; 17: 119-129.

Mercier L, Audet T, Herbert R, Rochette A, Dubois MF. Impact of motor, cognitive, and perceptual disorders on the ability to perform activities of daily living after stroke. Stroke 2001; 32: 2602-2608.

Michaelsen SM, Luta A, Roby-Brami A, Levin MF. Effect of trunk restraint on the recovery of reaching movements in hemiparetic patients. Stroke 2001; 32: 1875-1883.

van Mier H, Tempel LW, Perlmutter JS, Raichle ME, and Petersen SE, Changes in brain activity during motor learning measured with PET: effects of hand of performance and practice, J Neurophysiol 1998; 80: 2177-2199.

Mountcastle VB, Lynch JC, Georgopoulos A, Sakata H, and Acuna C. Posterior parietal association cortex of the monkey: command functions for operations within extra-personal space. J Neurophysiol 1975; 38: 871-908.

Mushiake H, Inase M, and Tanji J. Neural activity in the primate premotor, supplementary, and precentral motor cortex during visually guided and internally determined sequential movements. J Neurophysiol 1991; 66: 705-718.

Nakayama H, Jorgensen HS, Raaschou HO, Olsen TS. Recovery of upper extremity function in stroke patients: The Copenhagen Study. Arch Phys Med Rehabil 1994; 75: 394-398.

Nelles G. Cortical reorganization – effects of intensive therapy, results from prospective functional imaging studies. Restorative Neurology and Neuroscience 2004; 22:239-244.

Passingham R. Functional organisation of the motor system, in: R.S.J. Frackowiak, K.J. Friston, C.D. Frith, R.J. Dolan, and J.C. Mazziotta (Eds.), Human brain function, Academic Press, San Diego London, 1997, pp. 243-274.

Paus T, Petrides M, Evans AC, Meyer E. Role of human anterior cingulate cortex in the control of oculomotor, manual and speech responses: A positron emission tomography study. J Neurophysiol 1993; 70: 453-469.

Pinkowski C, Eickhof C, Müller N, Platz T. Tempa Test: ein valides und reliables Instrument zur Erfassung von alltagsrelevanten Armfunktionsstörungen bei neurologischen Patienten, in: 9. Rehawissenschaftlichen Kolloquium des VDR, M.F. Schuntermann and F. Schliehe, Hrsgb., Verband Deutscher Rentenversicherungsträger, Frankfurt, 2000, S. 188-190.

Platz T, Denzler P, Kaden B, Mauritz KH: Motor learning after recovery from hemiparesis. Neuropsychologia 32:1209-1223, 1994.

Platz T and Mauritz KH. Human motor planning, motor programming, and use of new task-relevant information with different apraxic syndromes. European Journal of Neuroscience 1995; 7:1536-1547.

Platz T. Tactile agnosia. Casuistic evidence and theoretical remarks on modality-specific meaning systems and sensorimotor integration. Brain 1996; 119:1565-74.

Platz T and Mauritz KH. Syndrome-specific deficits of performance and effects of practice on arm movements with deafferentation due to posterior thalamic lesion. Behavioural Neurology 1997; 10:15-19.

Platz T, Brown RG, and Marsden CD. Training improves the speed of aimed movements in Parkinson's disease. Brain 1998; 121:505-14.

Platz T, Prass K, Denzler P, Bock S, and Mauritz K-H. Testing a motor performance series and a kinematic motion analysis as measures of performance in high functioning stroke patients: reliability, validity, and responsiveness to therapeutic intervention. Arch Phys Med Rehabil 1999; 80:270-277.

Platz T, Winter T, Müller N, Pinkowski C, Eickhoff C, Mauritz K-H. Armfähigkeits-Training für Schlaganfall-Patienten und Schädel-Hirn-Trauma-Patienten mit leicht- bis mittelgradiger Armparese. Eine randomisierte kontrollierte Studie. Neurol Rehabil 2000a; 6:245-250.

Platz T, Kim IH, Pintschovius H, Winter T, Kieselbach A, Villringer K, Kurth R, and Mauritz KH. Multi-modal EEG analysis in man suggests impairment-specific changes of movement-related electric brain activity after stroke. Brain 2000b; 123: 2475-2490.

Platz T, Bock S, Prass K. Reduced skilfulness of arm motor behaviour among motor stroke patients with good clinical recovery: Does it indicate reduced automaticity ? Can it be improved by unilateral or bilateral training ? A kinematic motion analysis study. Neuropsychologia 2001a; 39: 687-698.

Platz T, Winter T, Müller N, Pinkowski C, Eickhof C, Mauritz K-H. Arm Ability Training for Stroke and Traumatic Brain Injury Patients with mild arm paresis. A Single-Blind, Randomized, Controlled Trial. Archives of Physical Medicine and Rehabilitation 2001b; 82: 961-968.

Platz T. Charakterisierung motorischer Defizite und Prädiktion des Therapieerfolges mittels Bewegungsanalyse und Analyse bewegungskorrelierter Potenziale (multimodales EEG). Klin Neurophysiol 2002; 33:1-11.

Platz T and Denzler P. Do psychological variables modify motor recovery among patients with mild arm paresis after stroke or traumatic brain injury who receive the Arm Ability training ? Restorative Neurology and Neuroscience 2002; 20:37-49.

Platz T, Kim I-H, Engel U, Kieselbach A, and Mauritz K-H. Brain activation pattern as assessed with multi-modal EEG analysis predict motor recovery among stroke patients with mild arm paresis who receive the Arm Ability training. Restorative Neurology and Neuroscience 2002; 20:21-35.

Platz T. Evidenzbasierte Arm-Rehabilitation – eine systematische Literaturübersicht. Nervenarzt 2003; 74: 841-849.

Platz T. Impairment-oriented Training (IOT) – scientific concept and evidence-based treatment strategies. Restorative Neurology and Neuroscience 2004; 22:301-315.

Platz T. Plastizität, Erholung und Rehabilitation des motorischen Systems. Internationale Arbeitsgruppen berichten über ihre Forschungsergebnisse. Neurol Rehabil 2005; 11:37-42.

Platz T, Pinkowski C, van Wijck F, Johnson G. ARM - Arm Rehabilitation Measurement. Manual for performance and scoring of the Fugl-Meyer test (arm section), Action Research Arm test, and the Box-and-Block test. Deutscher Wissenschafts-Verlag (DWV), Baden-Baden, 2005

Platz T, Pinkowski C, van Wijck F, Kim I-H, di Bella P, Johnson G. Reliability and validity of arm function assessment with standardised guidelines for the Fugl-Meyer Test, Action Research Arm Test and Box and Block Test: a multi-centre study. Clinical Rehabil, Clinical Rehabil 2005a; 19:404-411.

Platz T, Eickhof C, van Kaick S, Engel U, Pinkowski C, Kalok S, and Pause M.. Impairment-oriented training or Bobath therapy for arm paresis after stroke: a single blind, multi-centre randomized controlled trial. Clin Rehabil 2005b; 19:714-724.

Platz T, van Kaick S, Möller L, Freund S, Winter T, and Kim I-H. Impairment-oriented training and adaptive motor cortex reorganisation after stroke: a fTMS study. J Neurol, J Neurol 2005c; online publication at http://dx.doi.org/10.1007/s00415-005-0868-y

Rijntjes M, Dettmers C, Büchel C, Kiebel S, Frackowiak RS, and Weiller C. A blueprint for movement: functional and anatomical represent-tations in the human motor system. J Neurosci 1999; 15: 8043 – 8048.

Rizzolatti G, Camarda R, Fogassi L, Gentilucci M, Luppino G, Matelli M: Functional organization of area 6 in macaque monkey. II. Area F5 and the control of distal movements.Experimetal Brain Reseach 1988; 71: 491-507

Roby-Brami A, Jacobs S, Bennis N, Levin MF. Hand orientation for grasping and arm joint rotation patterns in healthy subjects and hemi-paretic stroke patients. Brain Res. 2003; 969: 217-229.

Rohrer B, Fasoli S, Krebs HI et al. Movement smoothness changes during stroke recovery. J.Neurosci. 2002; 22: 8297-8304.

Roland PE, Skinhoj E, Lassen NA, Larsen B. Different cortical areas in man in organization of voluntary movements in extrapersonal space. J Neurophysiol 1980; 43: 137-150.

Rossini, P.M. and Dal Forno, G. Neuronal post-stroke plasticity in the adult. Restorative Neurology and Neuroscience 22:193-206, 2004.

Sackett DL, Rosenberg WMC, Gray JAM, Haynes RB, Richardson WS. Evidence based medicine: what it is and what it isn't. BMJ 1996; 312:71-72.

Sahrmann SA and Norton BJ. The relationship of voluntary movement to spasticity in the upper motor neuron syndrome, Ann Neurol 1977; 2: 460-465.

Sakata H and Taira M. Parietal control of hand action. Current Opinion in Neurobiology 1994; 4: 847-856.

Sakata H, Taira M, Murata A, and Mine S. Neural mechanisms of visual guidance of hand action in the parietal cortex of the monkey. Cerebral Cortex 1995; 5: 429-438.

Scheidtmann K. Advances in adjuvant pharmacotherapy for motor reha-bilitation: Effects of levodopa. Restorative Neurology and Neurosci-ence 2004; 22:393-398.

Schieber MH. Voluntary descending control. In MJ Zigmond, FE Bloom, SC Landis, JL Roberts, and LR Squire, editors. Fundamental Neuro-science. San Diego: Academic Press; 1999. p. 931-949

Schlaug G, Knorr U, and Seitz RJ. Inter-subject variability of cerebral activations in acquiring a motor skill: a study with positron emission tomography, Exp Brain Res 1994; 98: 523-534.

Scott SH and Kalaska JF. Reaching movements with similar hand paths but different arm orientations. I. Activity of individual cells in motor cortex. J Neurophysiol 1977; 77: 826-852.

Seitz RJ, Bütefisch CM, Kleiser R, and Hömberg V. Reorganization of cerebral circuits in human ischemic brain disease. Restorative Neurology and Neuroscience 2004; 22:207-229.

Strick PL, Dum RP, Picard N. Macro-organization of the circuits connecting the basal ganglia with the cortical motor ares. In: Houk JC, Davis JL, Beiser DG (eds.): Models of information processing in the basal ganglia. Cambrige (Massachusetts): MIT Press; 1995. p. 117 130.

Taira M, Mine s, Georgopoulos AP, Murata A, and Sakata H. Parietal cortex neurons of the monkey related to the visual guidance of hand movements. Exp Brain Res 1990; 83: 29-26.

Takahashi CD, Reinkensmeyer DJ. Hemiparetic stroke impairs anticipatory control of arm movement. Exp.Brain Res. 2003; 149: 131-140.

Thach WT. Correlation of neural discharge with pattern and force of muscular activity, joint position, and direction of intended next movement in motor cortex and cerebellum. J Neurophysiol 1978; 41: 654-676.

Wade DT, Langton-Hewer R, Wood VA, Skilbeck CE, Ismail HM. The hemiplegic arm after stroke: measurement and recovery. JNNP 1983; 46: 521-524.

Walker-Batson D, Smith P, Curtis S, and Unwin DH. Neuromodulation paired with learning dependent practice to enhance post stroke recovery. Restorative Neurology and Neuroscience 2004; 22:387-392.

WHO. The ICF (International Classification of Functioning, Disability and Health). Geneva: World Health Organization, 2001.

Winstein CJ, Grafton ST, Pohl PS. Motor task difficulty and brain activity: investigation of goal-directed reciprocal aiming using positron emission tomography. J Neurophysiol 1997; 77: 1581-1594.

Wise SP, Evarts EV. The role of the cerebral cortex in movement. In EV Evarts, SP Wise, and D Bousfield (eds.): The motor system in neurobiology. Amsterdam: Elsevier Biomedical Press; 1985. p. 307-314.

Wise SP and Strick PL. Anatomical and physiological organization of the nonprimary motor cortex. Trends Neurol Sci 1996; 7: 442-446.

Woodlee MT and Schallert T. The interplay between behavior and neurodegeneration in rat models of Parkinson's disease and stroke. Restorative Neurology and Neuroscience 2004; 22:153-161.

Young JL and Mayer RF. Physiological alterations of motor units in hemiplegia, Journal of Neurological Sciences 1982; 54: 401-412.

Zackowski KM, Dromerick AW, Sahrmann SA, Thach WT, Bastian AJ. How do strength, sensation, spasticity and joint individuation relate to the reaching deficits of people with chronic hemiparesis. Brain 2004; 127:1035-1046.

12. Danksagung

Herzlich danken möchten ich allen Diplomanden, Doktoranden, wissenschaftlichen Mitarbeiten, Kollegen und Kooperationspartnern, die durch ihr oftmals persönlich hohes Engagement erst die Durchführung der verschiedenen in dieser Schrift skizzierten Untersuchungen ermöglicht haben. Eine namentliche Erwähnung all derer erscheint an dieser Stelle leider nicht möglich; stellvertretend für viele seien hier einige Personen namentlich erwähnt: Mein besonderer Dank gilt den (z.T. ehemaligen) Doktoranden Dr. S. Bock, Dr. B. Kaden, A. Kieselbach, L. Möller, Dr. K. Prass, meinen Kollegen(innen) Dr. S. Freund, Dr. I.-H. Kim und Dr. T. Winter, meinen Mitarbeiterinnen C. Eickhof, S. van Kaick, N. Müller, C. Pinkowski und H. Pintschovius. Dankbar für seine langjährige Unterstützung bin ich auch Herrn Professor K.-H. Mauritz. Der Sekretärin Frau W. Weinert danke ich für ihre vielfältigen Hilfestellungen.
Kooperationspartner für die multizentrische Therapiestudie zum Arm-BASIS-Training kamen aus dem Neurologischen Rehabilitationszentrum Magdeburg und dem Neurologischen Zentrum der Segeberger Klinik, Bad Segeberg.
Erwähnt seien ferner die Europäischen Kooperationspartner für die Entwicklung des Englischsprachigen Fugl-Meyer-Test-Manuals von der University of Newcastle upon Tyne, U.K., dem Centro per lo Studio ed il Trattamento dei Neurolesi Lungodegenti, Messina, Italy, und dem National Multiple Sclerosis Centre, Melsbroek, Belgium.
Verbunden bin ich auch Frau Dr. J. Desrosiers. Sie ist die Entwicklerin des TEMPA und hat die Publikation des TEMPA-Manuals auf Deutsch im Rahmen des Buches gestattet.

Bedanken möchte ich mich auch bei den Drittmittelgebern (BMBF, DFG, EC), durch deren finanzielle Unterstützung ein Großteil der Untersuchungen ermöglicht wurde. Die Bucherstellung wurde vom BMBF im Rahmen des Kompetenznetzes „Schlaganfall“ gefördert.

Mein herzlicher Dank gilt auch allen Patienten, die bereit waren, die Untersuchungen durch ihre Teilnahme zu ermöglichen.

13. Kurse, Therapiematerial, Datenblätter, elektronische Datenbank mit elektronischen Datenblättern und Demonstrationsvideos

Datenblätter für den Fugl-Meyer-Test (Arm) und den TEMPA sind auf den folgenden Seiten abgebildet.

Für weitere Information bezgl.

- eines Kursangebotes zum Erlernen der Therapie und des Assessment,
- des Therapiematerials (einschl. AFT-Programm),
- elektronsicher Formblätter für den Fugl-Meyer-Test (Arm) und den TEMPA (mit einer elektronischen Datenbank),
- oder Demonstrationsvideos (auf CD oder DVD) für den Fugl-Meyer-Test (Arm) und den TEMPA

können Sie den Autor kontaktieren (z.B. web site http://userpage.fu-berlin.de/~tplatz/).

13.1. Datenblätter für den Fugl-Meyer-Test (Arm)

BEFUNDBÖGEN

FUGL MEYER –TEST, OBERE EXTREMITÄT

Name des Patienten:

Untersucher: Datum:

A. SCHULTER / ELLBOGEN / UNTERARM

I REFLEX-AKTIVITÄTEN			
Patient sitzt, Untersucher/in spricht die spür- und/oder sichtbaren Ergebnisse in die Kamera *Bizeps, Trizeps, Fingerflexoren*	- keine Reflex-Aktivität in Flexoren - Reflex-Aktivität in Bizeps und/oder Fingerflexoren - keine Reflex-Aktivität in Extensoren - Reflex-Aktivität in Extensoren	☐ 0 ☐ 2 ☐ 0 ☐ 2	**..../4**

II WILLKÜRBEWEGUNGEN INNERHALB DER DYNAMISCHEN SYNERGIEN (Patient sitzt angelehnt an der Stuhlrücklehne)					
a) Flexorsynergie: "Hand zum (ipsilateralen) Ohr" mit Retraktion der Schulter		nichts	teilweise	perfekt	
Unterarm	Supination	☐ 0	☐ 1	☐ 2	
Ellbogen	Flexion	☐ 0	☐ 1	☐ 2	
Schulter	Außenrotation	☐ 0	☐ 1	☐ 2	
	Abduktion	☐ 0	☐ 1	☐ 2	
	Elevation	☐ 0	☐ 1	☐ 2	
	Retraktion	☐ 0	☐ 1	☐ 2	
b) Extensorsynergie: Knie des Patienten sind hüftbreit auseinander. "Hand auf das kontralaterale Knie legen" aus der Flexorsynergie (eventuell passiv eingenommen). Bei Hilfestellung Ergebnisse in die Kamera sprechen.		nichts	teilweise	perfekt	
Unterarm	Pronation	☐ 0	☐ 1	☐ 2	
Ellbogen	Extension	☐ 0	☐ 1	☐ 2	**..../18**
Schulter	Addukt., Innenrot.	☐ 0	☐ 1	☐ 2	

III WILLKÜRBEWEGUNGEN IN EINER KOMBINATION AUS DEN DYNAMISCHEN SYNERGIEN		
a) Hand zur LWS Patient sitzt weiter vorne auf dem Stuhl. "Bringen Sie die Hand auf den Rücken "	- Hand nicht hinter spina iliaca ant. sup. ☐ 0 - Hand hinter spina iliaca anterior superior, ohne Tricks (z.B. Schwerkraft, Rumpf) ☐ 1 - perfekt ☐ 2	
b) Schulterflexion 0° zu 90° Ellbogen gestreckt, Unterarm in Mittelstellung Untersucher/in kann den Patienten passiv in die Ausgangsstellung führen. "Bringen Sie den gestreckten Arm hoch mit dem Daumen voran"	- Arm sofort in Abduktion oder Ellbogen in Flexion ☐ 0 - im Verlauf Arm in Abduktion und/oder Ellbogen in Flexion, Bewegung teilweise ☐ 1 - perfekt ☐ 2	
c) Pro/Supination desUnterarms Schulter 0°, Ellbogen 90°, Patient erreicht Startposition selbständig. Bewerte im Vergleiche zum passiven Bewegungsausmaß.	- Startposition unmöglich und/oder keine Pro/Supination ☐ 0 - Startposition möglich und während der Bewegung gehalten, reduzierte Pro/ Supination ☐ 1 - perfekt ☐ 2	**..../6**

IV WILLKÜRBEWEGUNGEN IN GERINGER ODER OHNE ABHÄNGIGKEIT VON SYNERGIEN		
a) Schulterabduktion 0 zu 90° Ellbogen in Extension und Unterarm in Mittelstellung. Untersucher/in kann den Patienten passiv in die Ausgangsstellung führen.	- sofort Abweichung des Unterarms und/ oder Ellbogen flektiert ☐ 0 - im Verlauf Abweichung des Unterarms und/oder Ellbogen in Flexion, Bewegung teilweise ☐ 1 - perfekt ☐ 2	
b) Schulterflexion 90° zu 180° Arm in 0° Abduktion, Ellbogen in Extension, Unterarm in Mittel-stellung. Untersucher/in kann den Patienten passiv in die Ausgangs-stellung führen. "Bringen Sie den gestreckten Arm hoch mit dem Daumen voran".	- Arm sofort in Abduktion oder Ellbogen gebeugt ☐ 0 - im Verlauf Arm in Abduktion und/oder Ellbogen in Flexion, Bewegung teilweise ☐ 1 - perfekt ☐ 2	
c) Pro/Supination des Unterarms Schulter 30° - 90° Flexion, Ellbogen in Extension. Patient erreicht Start-position selbständig. Bewerte im Vergleich zum passiven Bewegungsausmaß.	- Startposition unmöglich und/oder keine Pro/Supination ☐ 0 - Startposition möglich und während der Bewegung gehalten, reduzierte Pro/ Supination ☐ 1 - perfekt ☐ 2	**..../6**

V NORMALE REFLEX-AKTIVITÄTEN		
Wird nur beurteilt, wenn im vorigen Abschnitt die volle Punktzahl erreicht wurde (6 P.)	a) nicht zu beurteilen, da Punkte in A. IV< 6 ☐ 0 b) ausgewertet: - 2 von 3 Reflexen deutlich hyperaktiv ☐ 0 - 1 Reflex deutlich hyperaktiv, > 1 lebhaft ☐ 1 - keine deutlich hyperaktiven Reflexe, < 2 lebhaft ☐ 2	**..../2**

B. HANDGELENK		
a) Handgelenkstabilität in 15° Dorsalextension Schulter 0°, Ellbogen 90°, Unterarm proniert. Untersucher/in kann den Ellbogen in die geforderte Position bringen und dort halten	- keine Dorsalextension in geforderte Position von 15° ☐ 0 - geforderte Position möglich, kein Widerstand möglich ☐ 1 - geforderte Position kann gegen einigen (leichten) Widerstand gehalten werden ☐ 2	
b) Wiederholte Flexion - Extension des Handgelenks Schulter 0°, Ellbogen 90°, Unterarm proniert. Untersucher/in kann den Ellbogen in der geforderten Position unterstützen.	- keine aktiven wiederholten Bewegungen ☐ 0 - aktive Bewegungen kleiner als passive ☐ 1 - adäquat und in vollem Umfang ausgeführt ☐ 2	
c) Handgelenkstabilität in 15° Dorsalextension Schulter leicht gebeugt und/oder abduziert, Ellbogen in Extension, Unterarm proniert. Untersucher/in kann den Arm in der geforderten Position unterstützen.	- keine Dorsalextension in geforderte Position von 15° ☐ 0 - geforderte Position möglich, kein Widerstand ☐ 1 - geforderte Position kann gegen einigen (leichten) Widerstand gehalten werden ☐ 2	
d) Wiederholte Flexion - Extension des Handgelenks Schulter leicht gebeugt und/oder abduziert, Ellbogen in Extension, Unterarm proniert. Untersucher/in kann den Arm bzgl. Schulter und Ellenbogen in der geforderten Position unterstützen.	- keine aktiven wiederholten Bewegungen ☐ 0 - aktive Bewegungen kleiner als passive ☐ 1 - adäquat und in vollem Umfang ausgeführt ☐ 2	
e) Zirkumduktion des Handgelenks Schulter 0°, Ellbogen 90° Untersucher/in kann den Unterarm unterstützen ohne ihn zu fixieren.	- unmöglich ☐ 0 - ruckartig oder unvollständig ☐ 1 - adäquat und in vollem Umfang ausgeführt ☐ 2	**..../10**

C. HAND

Die Handaufgaben erfordern aktive Bewegungen. Bei Bedarf kann der/die Untersucher/in den Ellbogen in 90° unterstützen, jedoch nicht das Handgelenk.

a) Fingerflexion Ausgangsposition: Unterarm neutral bzgl. Pro– und Supination, Handgelenk – wenn möglich – neutral und Finger voll extendiert. Untersucher darf für Ausgangsposition behilflich sein.	- keine Flexion ☐ 0 - etwas, aber keine volle aktive Flexion ☐ 1 - volle aktive Flexion, verglichen mit der nicht betroffenen Hand ☐ 2	
b) Fingerextension Ausgangsposition: Unterarm neutral bzgl. Pro– und Supination, Handgelenk – wenn möglich – neutral und Finger voll flektiert. Untersucher darf für Ausgangsposition behilflich sein.	- keine Extension ☐ 0 - etwas, aber keine volle aktive Extension oder Nachlassen einer aktiven Massenflexion ☐ 1 - volle aktive Extension, verglichen mit der nicht betroffenen Hand ☐ 2	
c) Griff A: Hakengriff, d.h. Extension MCP, Flexion PIP und DIP Ausgangsposition: Unterarm neutral bzgl. Pro– und Supination, Handgelenk – wenn möglich – neutral. Untersucher darf für Ausgangsposition behilflich sein.	- geforderte Position ist unmöglich ☐ 0 - schwacher Griff ☐ 1 - Griff kann gegen relativ großen Widerstand gehalten werden ☐ 2	
d) Griff B: Daumenadduktion Ausgangsposition: Unterarm proniert, Handgelenk – wenn möglich – neutral und Finger extendiert. Untersucher darf für Ausgangsposition behilflich sein. Patient hält ein Blatt Papier gegen einen Zug nach vorne (gestreckter Daumen gegen Metacarpale des Zeigefingers)	- Aufgabe kann nicht bewältigt werden ☐ 0 - Blatt Papier wird gehalten, nicht gegen leichten Zug ☐ 1 - Blatt Papier wird gut gegen Zug gehalten ☐ 2	
e) Griff C: Daumenopposition zum Zeigefinger Patient greift mit den beiden Fingerkuppen einen Bleistift und hält ihn gegen einen Zug nach oben	- Aufgabe kann nicht bewältigt werden ☐ 0 - Stift wird gehalten, nicht gegen leichten Zug ☐ 1 - Stift wird gut gegen Zug gehalten ☐ 2	
f) Griff D: Patient greift einen Zylinder mit den volaren Seiten von Daumen und Zeigefinger und hält ihn gegen einen Zug nach oben	- Aufgabe kann nicht bewältigt werden ☐ 0 - Zylinder wird gehalten, nicht gegen leichten Zug ☐ 1 - Zylinder wird gut gegen Zug gehalten ☐ 2	
g) Griff E: sphärischer Griff Ausgangsposition: pronierter Arm. Patient greift einen Tennisball von oben mit Abduktion und Extension, dann Flexion der Finger und hält ihn gegen einen Zug nach unten	- Aufgabe kann nicht bewältigt werden ☐ 0 - Ball wird gehalten, nicht gegen leichten Zug ☐ 1 - Ball wird gut gegen Zug gehalten ☐ 2	**..../14**

D. KOORDINATION/ GESCHWINDIGKEIT

(keine Kompensation von Rumpf oder Kopf erlaubt)

Finger-Nase-Test:
Patient hat die Augen geschlossen und startet in aktiver Abduktion (90°) bei Ellbogen-extension, 5 Mal so schnell wie möglich. 0 Punkte, falls die Ausgangsstellung nicht eingenommen werden kann.

a) *Tremor*	Ausgeprägt ☐ 0	Leicht ☐ 1	kein ☐ 2	
b) Dysmetrie	deutlich oder unsystematisch ☐ 0	leicht und systematisch ☐ 1	keine ☐ 2	
c) Dauer Zeitdifferenz zwischen betroffener und nicht betroffener Seite	>= 6 Sek ☐ 0 Dauer rechts: Sek	2-5 Sek ☐ 1 Dauer links: Sek	< 2 Sek ☐ 2	**..../6**

Kumulativer Summenwert für die Motorik der oberen Extremität	**..../66**

H. Somatosensibilität

a) Leichte Oberflächenberührung Der Patient wird gefragt, ob er jeweils die leichte Berührung an den volaren Seiten beider Unterarme und an beiden Handinnenflächen qualitativ und quantitativ gleich wahrnimmt. Leichte Oberflächenberührung wird wie folgt bewertet: 0: Anästhesie 1: Hypästhesie, Dysästhesie 2: Normästhesie				
- volare Seite des Unterarms	☐ 0	☐ 1	☐ 2	
- Handinnenfläche (palmar)	☐ 0	☐ 1	☐ 2	
b) Bewegungsempfinden der Gelenke Patient hat die Augen geschlossen. Sehr kleine Veränderungen der Gelenkstellung in Flexion/Extension werden durchgeführt und wie folgt bewertet: 0: Fehlen von Lageempfinden 1: erheblicher Unterschied zum Gelenk der nicht betroffenen Seite, wenigstens ¾ der Antworten korrekt 2: Alle Antworten korrekt, kleiner oder kein Unterschied zur nicht betroffenen Seite				
- Schulter (Glenohumeralgelenk)	☐ 0	☐ 1	☐ 2	
- Ellbogen	☐ 0	☐ 1	☐ 2	
- Handgelenk	☐ 0	☐ 1	☐ 2	
- Daumen (Interphalangealgelenk)	☐ 0	☐ 1	☐ 2	
	Somatosensibilität der oberen Extremität: Kumulativer Summenwert			**..../12**

J. PASSIVE Gelenksbewegung / Schmerz

a) Passives Bewegungsausmaß					
Schulter	Flexion	☐ 0	☐ 1	☐ 2	
	Abduktion bis 90 °	☐ 0	☐ 1	☐ 2	
	Außenrotation	☐ 0	☐ 1	☐ 2	
	Innenrotation	☐ 0	☐ 1	☐ 2	
Ellbogen	Flexion	☐ 0	☐ 1	☐ 2	
	Extension	☐ 0	☐ 1	☐ 2	
Unterarm	Pronation	☐ 0	☐ 1	☐ 2	
	Supination	☐ 0	☐ 1	☐ 2	
Handgelenk	Flexion	☐ 0	☐ 1	☐ 2	
	Extension	☐ 0	☐ 1	☐ 2	
Finger	Flexion	☐ 0	☐ 1	☐ 2	**..../24**
	Extension	☐ 0	☐ 1	☐ 2	

b) Schmerz bei passiver Bewegung					
Schulter	Flexion	☐ 0	☐ 1	☐ 2	
	Abduktion bis 90 °	☐ 0	☐ 1	☐ 2	
	Außenrotation	☐ 0	☐ 1	☐ 2	
	Innenrotation	☐ 0	☐ 1	☐ 2	
Ellbogen	Flexion	☐ 0	☐ 1	☐ 2	
	Extension	☐ 0	☐ 1	☐ 2	
Unterarm	Pronation	☐ 0	☐ 1	☐ 2	
	Supination	☐ 0	☐ 1	☐ 2	
Handgelenk	Flexion	☐ 0	☐ 1	☐ 2	
	Extension	☐ 0	☐ 1	☐ 2	
Finger	Flexion	☐ 0	☐ 1	☐ 2	
	Extension	☐ 0	☐ 1	☐ 2	**..../24**

Passive Gelenksbeweglichkeit / Schmerz der oberen Extremität: Kumulativer Summenwert	**..../48**

13.2. Datenblatt für den TEMPA

TEMPA

NAME: .... ALTER: .... DIAGNOSE: .... DATUM: ....

Händigkeit: .... visuelle Beeinträchtigung: ☐ NEIN ☐ JA Brille: ☐ NEIN ☐ JA

Perzeptive oder kognitive Beeinträchtigung: ☐ NEIN ☐ JA .... ☐ NICHT BEKANNT

passiver Bewegungsumfang: .... Untersucher: ....

Aufgaben	Geschwindigkeit der Ausführung		Funktionelle Beurteilung		Aufgabenanalyse										Kommentar
					aktiver Bewegungsumfang		Kraft		Präzision der grob-motorischen Bewegungen		Greifen		Präzision der fein-motorischen Bewegungen		
	L	R	L	R	R	L	R	L	R	L	R	L	R	L	
1. Heben und Bewegen eines Glases mit löslichem Kaffee															
2. Glas öffnen und einen Löffel Kaffee entnehmen															
3. Nehmen Sie eine Kanne und füllen Sie Wasser in ein Glas															
4. Aufschließen eines Schlosses und Öffnen einer Pillendose															
5. Einen Briefumschlag beschriften und frankieren															
6. Einen Schal um den Hals binden															
7. Mischen und Ausgeben von Spielkarten															
8. Münzen hantieren															
9. Aufnehmen und Bewegen von kleinen Gegenständen															
Gesamtwertung der unilateralen Aufgaben															gesamte Aufgabenanalyse
Gesamtwertung der bilateralen Aufgaben															
Gesamtwertung															

Griffstärke (bar): rechts: ________ . ________ . ________ = ________ links: ________ . ________ . ________ = ________

Muskelausdauer (sec): rechts: ________ links: ________